Cómo la **ciencia de la calidad del óvulo** puede ayudarla a **embarazarse, prevenir abortos** e **incrementar la posibilidad de embarazarse por FIV**

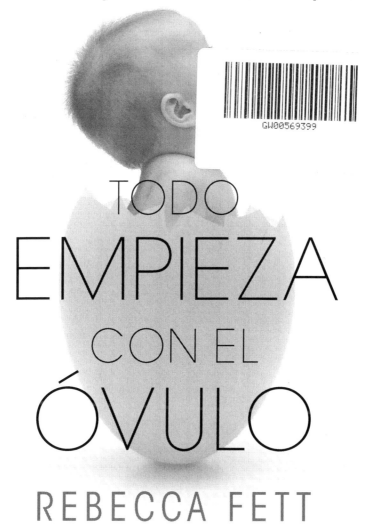

TODO
EMPIEZA
CON EL
ÓVULO

REBECCA FETT

Franklin Fox Publishing
New York

FRANKLIN FOX PUBLISHING
Copyright © 2018 por Rebecca Fett
Publicado en los Estados Unidos por Franklin Fox Publishing
LLC, Nueva York.

Corrector de estilo: Kira liberado
Diseño interior / cubierta: Steven Plummer / SPDesign
Portada Foto: © iStock.com / Tsekhmister
Foto de la contraportada: Tessa Falk

ISBN-13: 978-0999676103
ISBN-10: 0999676105

www.itstartswiththeegg.com

Tabla de contenido

Introducción

TANTO SI ESTÁ empezando a pensar en tener un bebé como si se encuentra en el largo camino de los tratamientos de fertilidad y los ciclos fallidos de fecundación in vitro (FIV) o ha sufrido múltiples abortos, es muy importante proporcionar a sus óvulos los nutrientes específicos necesarios para ayudar al desarrollo embrionario y evitar las toxinas que pueden causar algún daño. Este libro le explicará cosas simples que puede hacer para tener la mejor oportunidad de quedar embarazada y llevar un bebé sano a casa. Y todo empieza con el óvulo.

El pensamiento convencional es que las mujeres nacen con todos los óvulos que van a tener y que la calidad de esos óvulos disminuye drásticamente con la edad. Pero esta no es toda la historia. Durante la mayor parte de nuestra vida, nuestros óvulos están en un estado de animación suspendida como células inmaduras, pero en los tres o cuatro meses antes de la ovulación, el óvulo debe experimentar una transformación importante. Crece drásticamente en tamaño y comienza a producir mucha más energía. El óvulo debe entonces ejecutar un proceso preciso de separar y expulsar copias de cromosomas. Si el proceso va mal, y esto sucede a menudo, el óvulo tendrá anomalías cromosómicas. Estas anormalidades cromosómicas son la causa más importante de abortos espontáneos tempranos y ciclos fallidos de FIV, así como la razón por la cual las mujeres de mayor edad tardan tanto en concebir.

A muchas mujeres se les dice que hay poco que pueden hacer para mejorar la calidad de los óvulos, pero nuevos descubrimientos desafían esa vieja suposición. La fase de crecimiento antes de la ovulación es un momento crítico durante el cual pueden suceder muchas cosas que afectan negativa y positivamente a la calidad del óvulo. Estos incluyen los efectos nocivos de la exposición a toxinas tales como bisfenol A (BPA) y ftalatos, así como los efectos protectores de antioxidantes y otros nutrientes. Como resultado, hay una breve oportunidad que puede suponer una diferencia en la calidad de sus óvulos.

Este libro será su guía de estrategias específicas respaldadas por la investigación científica. Es importante destacar que los consejos contenidos en este libro no se basan en estudios aislados en animales que pudieran proporcionar resultados atractivos en cuanto a las causas y soluciones para la baja calidad de los óvulos. Los estudios individuales, y en particular los estudios con animales o en tubos de ensayo, proporcionan solo pruebas limitadas y deben tomarse con precaución. En cambio, este libro se basa en un análisis exhaustivo de un gran cuerpo de investigación médica que implica estudios que han sido confirmados por múltiples grupos y se han realizado con pacientes reales.

Si usted está siendo tratada por un especialista en fertilidad, es posible que ya haya recibido consejos sobre suplementos que pueden mejorar la calidad de los óvulos. El consejo de algunos médicos será más actualizado y estará respaldado por la investigación científica que el de otros. Mi meta al escribir este libro es proporcionar una herramienta para entender a fondo lo que ayuda y por qué, para que pueda tomar sus propias decisiones informadas. Pero primero, la historia de cómo me obsesioné con la ciencia de la calidad de óvulos. Mi misión comenzó con los mismos temores y ansiedades a los que se enfrentan muchas mujeres que luchan contra la infertilidad. Estaba a punto de comenzar un ciclo de FIV y no podía dejar de preocuparme: ¿Va a funcionar esto? ¿Conseguiremos suficientes óvulos? ¿Producirán embriones que sean lo suficientemente buenos como para transferirse y conducir a un embarazo?

Con tanto en juego, en cualquier ciclo de FIV hay muchas oportunidades para que las cosas salgan mal. En nuestro ciclo de FIV también había otra persona que contaba conmigo para producir suficientes óvulos: nuestra portadora gestacional (o "vientre de alquiler"). Si este ciclo fallaba, no solo yo tendría que repetir todas las inyecciones y citas médicas, también lo haría ella.

Yo había comenzado el proceso con mucha confianza, pensando que, como tenía menos de 30 años, concebir a través de la FIV sería fácil. Pero entonces sucedió lo inesperado. Me diagnosticaron una disminución de la reserva ovárica y nuestro especialista en fertilidad indicó que sería necesario un protocolo médico más agresivo para ayudarnos a concebir. Si eran capaces de recuperar solo unos pocos óvulos, nuestra oportunidad de tener un embrión para transferir no era buena. Le pregunté a nuestro especialista en fertilidad si había algún suplemento en particular que debería tomar para mejorar nuestras posibilidades, pero no obtuve respuestas claras. Así que puse mi formación en biología molecular y bioquímica a trabajar. Me embarqué en una misión para averiguar por mí misma lo que mostraban las investigaciones científicas.

En el proceso de obtener mi licenciatura en biología molecular, había estudiado mecanismos de daño y reparación del ADN, el proceso detallado de producción de energía dentro de las células y cómo ambos procesos se relacionan con los antioxidantes. También había estudiado el complejo sistema en el que los cromosomas de un óvulo se recombinan y luego se separan mecánicamente antes y después de la fecundación. A medida que profundizaba en los trabajos científicos sobre la calidad de los óvulos, todo lo que había aprendido a lo largo de los años comenzó a encajar con los recientes estudios innovadores para formar una imagen de las diversas causas de las anomalías cromosómicas en los óvulos y la influencia de factores externos. En resumen, la investigación revolucionó la forma en que pensamos acerca de la calidad de los óvulos.

Comencé a poner en práctica todo lo que había aprendido. Mejoré mi dieta mediante la reducción de los carbohidratos refinados (para disminuir la insulina, la cual parece influir en la calidad del óvulo), comencé a tomar un puñado de suplementos diarios y tomé medidas adicionales para limitar mi exposición a las toxinas del hogar, como remplazar el plástico con vidrio y comprar productos de limpieza naturales.

También decidí tomar la hormona DHEA, la cual, como explicaré más adelante en este libro, ha sido objeto de un acalorado debate en el mundo de la FIV en los últimos cinco años. Durante esos meses, comencé a pensar en mí como "preembarazada" y protegí mis óvulos de la misma manera que protegería a un bebé en crecimiento si estuviera embarazada.

Me pareció reconfortante que, incluso aunque ese ciclo de FIV en particular fallaba, tendría por lo menos el consuelo de que había hecho absolutamente todo lo posible para tener embriones saludables.

Dicho esto, no esperaba ningún milagro. Todavía sospechaba que, con una reserva baja de óvulos, sería un camino cuesta arriba. Había visto las estadísticas que mostraban las tasas de éxito de la FIV en relación con la reserva ovárica, y no eran motivo de optimismo.

Un par de meses después de comenzar mi búsqueda por mejorar la calidad de mis óvulos, mi esposo y yo volvimos a la clínica de fertilidad para una revisión rutinaria de mis ovarios antes de comenzar la medicación de estimulación para la FIV. Nos sorprendió cuánto había cambiado. En lugar de un par de folículos (las estructuras pequeñas en las que madura un solo óvulo) en cada ovario, la ecografía mostró que probablemente tenía unos 20 óvulos madurando. Este número era perfectamente normal, y sentí el peso de las palabras "reserva ovárica disminuida" levantándose de mis hombros. Nuestras probabilidades se habían vuelto súbitamente mucho mejores.

Sin embargo, seguía nerviosa. Las semanas pasaron, y cada día se convirtió en una rutina de inyecciones, píldoras, ultrasonidos y análisis de sangre. Las pruebas nos dieron razones para esperar un buen resultado, pero, como nuestro médico explicó, nunca hay garantías en un ciclo de FIV porque pueden salir mal muchas cosas. Todas las mañanas y todas las tardes, cuando sacaba mis cajas de jeringas, agujas y viales de costosos fármacos de fertilidad y me preparaba para ponerme varias inyecciones, sentía una punzada de ansiedad, sabiendo que todo aquello podía ser para nada.

El día de la recuperación de óvulos me desperté después del procedimiento para descubrir que habían recuperado 22 óvulos y todos estaban maduros. Incluso a través de la neblina de la anestesia, esta noticia me produjo un gran alivio. Intenté no emocionarme demasiado, sabiendo que aún quedaban algunos obstáculos por recorrer, pero de repente nos enfrentábamos a la posiblidad de que ese ciclo pudiera funcionar.

En este punto, sabía que los números estaban en juego. En un ciclo típico de FIV donde se recuperan 20 óvulos, aproximadamente 15 serán fertilizados. De esos embriones, es probable que solo un tercio llegue a 5 días de edad para que estén listos para ser transferidos al útero. Habíamos planeado realizar una sola transferencia de embriones, por lo que necesitábamos solo un embrión de buena calidad que llegara a esta fase crítica de blastocisto de 5 días. Pero, sabiendo que una gran proporción de transferencias de embriones fallan y que podríamos necesitar hacer una segunda o tercera ronda de transferencia de embriones para quedar embarazada, cuantos más embriones pudiéramos obtener, mejor.

Más tarde ese día, mientras esperábamos para averiguar cuántos óvulos habían logrado fertilizarse, la clínica llamó. De los 22 óvulos, 19 se habían fertilizado. Había ahora una posibilidad muy buena de que algunos embriones llegaran a la etapa de blastocisto, aunque muchas parejas en la misma situación no tienen tanta suerte. Cinco días más tarde, recibimos otra sorpresa. Todos nuestros embriones habían sobrevivido para convertirse en un blastocisto de buena calidad. Este resultado fue simplemente inaudito. De hecho, a pesar de que nuestra clínica había tratado a miles de pacientes y tenía una de las tasas de éxito más altas de los Estados Unidos, muy probablemente establecimos un récord clínico para el número de blastocistos de buena calidad en un solo ciclo.

El sexto día después de la recuperación de los óvulos transferimos un embrión de apariencia perfecta y comenzamos la notoriamente difícil espera de dos semanas para averiguar si nuestra madre sustituta estaba embarazada. Lo que sucedió después fue lo que todos deseábamos: una prueba de embarazo positiva. Es imposible saber si el mismo resultado habría ocurrido sin mi misión para mejorar la calidad de mis óvulos, pero la investigación científica demuestra que la calidad del óvulo es el factor más importante para determinar si un óvulo puede ser fertilizado y sobrevivir a la fase de blastocisto. También determina si un embrión es capaz de implantarse y conducir a un embarazo viable.

Cuando le conté esta historia a mis amigas, la reacción fue la misma, independientemente de la etapa de la vida en la que se encontrasen. Todas querían saber qué podían hacer para mejorar sus probabilidades de quedar embarazadas. Me encontré deseando profundizar en la investigación científica de nuevo. Una cosa es hacer una búsqueda para mí misma sobre si la investigación científica demuestra que un suplemento en particular es seguro y vale la pena, pero si iba a compartir mis conocimientos con otras mujeres que estaban tratando de quedar embarazadas o que habían sufrido múltiples abortos involuntarios, tenía la responsabilidad de hacerlo mejor. Y así comencé una búsqueda aún más exhaustiva y empecé a analizar las últimas investigaciones relacionadas con la calidad de los óvulos.

Analicé cuidadosamente cientos de artículos científicos que

investigaban los efectos específicos de toxinas y nutrientes en procesos biológicos, identificando sus influencias sobre la fertilidad y las tasas de aborto en estudios poblacionales grandes, descubriendo los factores que influyen en las tasas de éxito de la FIV. (Puedes encontrar una lista de estos artículos científicos en la sección de referencias, así como información sobre cómo acceder a ellos en línea). Esta investigación exhaustiva fue una tarea que la mayoría de los especialistas en fertilidad están simplemente demasiado ocupados para llevarla a cabo y, como era de esperar, muchos médicos no están al día de los hallazgos recientes.

Aprendí rápidamente que los consejos generales de las clínicas de FIV y de los libros de fertilidad simplemente no siguen el ritmo de la investigación. Por ejemplo, es difícil encontrar un médico que esté bien informado acerca de las últimas investigaciones que demuestran que el BPA, una toxina comúnmente encontrada en envases plásticos de almacenamiento de alimentos, tiene un efecto negativo significativo sobre la fertilidad y las tasas de éxito de la FIV.

Parte del problema es que gran parte de la investigación es muy reciente, como los estudios publicados en 2016 por investigadores de la Escuela de Salud Pública de Harvard, que descubrieron que las mujeres con niveles más altos de ciertos productos químicos de los plásticos y cosméticos producían menos óvulos y embriones en un ciclo de FIV, y que sus embriones eran menos proclives a ser implantados y conducir a un embarazo. El gran cuerpo de investigación sobre productos químicos comunes proporciona una razón poderosa para hacer lo posible para limitar su exposición, pero es poco probable que averigüe esto a través de su médico.

Con esto no quiero sugerir que todas las clínicas de FIV estén desactualizadas cuando se trata de suplementos y de la calidad de los óvulos. Algunos se mantienen al corriente de las nuevas investigaciones y recomiendan un cóctel de suplementos que se alinea de cerca con los consejos contenidos en este libro. Pero estas clínicas generalmente no explican la fascinante historia de cómo cada suplemento se diseña para trabajar en pacientes fuera del contexto de la FIV. Tampoco mencionan todas las importantes medidas que se pueden tomar, aparte de los suplementos.

Muchas mujeres que se preparan para la FIV son conscientes de que pueden no estar recibiendo los consejos más actualizados sobre qué suplementos pueden mejorar sus posibilidades, así que recurren a Internet para obtener información. Esta ruta conduce a menudo a suplementos que no poseen el apoyo de ninguna investigación científica o que en realidad pueden ser perjudiciales para la fertilidad. Este libro no solo discute las medidas que pueden ayudar, sino que también desmiente los mitos sobre algunos suplementos que pueden hacer más daño que bien.

Basarse en Internet para investigar qué suplementos tomar puede ser particularmente problemático para las mujeres que tratan de concebir naturalmente en lugar de a través de la FIV, porque la calidad del óvulo no es el único problema que debe tenerse en cuenta.

Por ejemplo, la investigación ha demostrado claramente que los suplementos de melatonina mejoran la calidad de los óvulos y, por lo tanto, a menudo se recomienda para mujeres sometidas a la FIV. Pero el problema es que tomar suplementos de melatonina a largo plazo podría potencialmente perturbar la ovulación. Esto significa que la melatonina solo es útil en el contexto de FIV, donde la regulación natural de la ovulación es menos importante. Si usted está tratando de concebir de forma natural, la ovulación interrumpida es un problema significativo, y tomar melatonina podría hacer que resulte más difícil quedar embarazada. Es probable que estos matices se pierdan y causen problemas a muchas mujeres cuando navegan por Internet para obtener ideas sobre qué tomar para ayudar a la fertilidad.

El suplemento de la hormona DHEA es otro ejemplo de los problemas con el asesoramiento estándar de muchas clínicas de FIV. Si se le ha diagnosticado una disminución de la reserva ovárica y se está preparando para la FIV, que le aconsejen o no tomar DHEA depende más de la clínica de FIV a la que acude que de una base lógica. Muchas clínicas también dejan la decisión de tomar DHEA al paciente, sin proporcionar ninguna información detallada sobre la fuerza de la evidencia clínica. Nos merecemos y tenemos derecho a tomar decisiones verdaderamente informadas.

Al ver la inmensa brecha entre la investigación y el asesoramiento convencional sobre fertilidad, me sentí obligada a ayudar a concentrar la investigación clínica en información concreta y comprensible. Cuando me convencí más del impacto de los factores externos en la calidad de los óvulos y de la importancia de la calidad de los óvulos en sí con relación a la posibilidad de concebir, ya sea naturalmente o mediante FIV, sentí la urgente necesidad de ayudar a educar a otras mujeres que luchan contra la infertilidad. Y así nació este libro.

Ver a nuestro bebé crecer a las 12 semanas por ultrasonido y escuchar el latido del corazón fueron momentos de alegría tan pura que quería lo mismo para todos los demás que pasaban por el proceso de tratamiento de fertilidad o planeaban tener un bebé. Por supuesto, en el mundo de la infertilidad nunca hay promesas. Nadie puede ofrecer una forma garantizada de quedar embarazada porque hay muchas variables y desafíos únicos, sobre todo si está tratando de concebir después de los 35 años. Pero este libro ofrece un plan para mejorar sus probabilidades y, al hacerlo, mejorar su salud en general y preparar su cuerpo para un embarazo saludable.

Cómo usar este libro

Si está empezando

Si acaba de empezar a tratar de quedar embarazada y no tiene motivos para esperar problemas de fertilidad, es probable que no necesite adoptar todas las sugerencias de este libro para quedar embarazada. Al centrarse en las recomendaciones del *plan básico* (resumido al final del libro) y hacer cambios simples, es posible que pueda quedar embarazada más rápido y reducir el riesgo de aborto involuntario. Esto se debe a que incluso las mujeres jóvenes y saludables tienen una proporción significativa de óvulos anormales. Si varios óvulos afectados pasan a ser ovulados consecutivamente, esto aumentará el tiempo que le lleva concebir y se enfrenta al riesgo de perder un embarazo. Las recomendaciones de este libro también son beneficiosas para su salud general y la salud de su futuro bebé, en particular los capítulos sobre cómo evitar toxinas específicas que se han demostrado que perjudican el desarrollo fetal.

Si tiene dificultades para concebir

Si usted ha estado tratando de concebir por más de 6 o 12 meses y es mayor de 35 años, es una buena idea ver a un especialista en fertilidad para saber si hay una causa médica específica de infertilidad que se pueda abordar. Para muchos, consultar a un especialista en fertilidad ayudará a descubrir barreras físicas para quedar embarazada, como tejido cicatricial o bloqueo de las trompas de Falopio, o revelará problemas hormonales que afectan la ovulación o la implantación.

Puede haber disponible un tratamiento específico, o su médico puede recomendar la FIV para eludir la causa subyacente de su infertilidad. De cualquier manera, sigue siendo importante tomar medidas para mejorar la calidad de los óvulos de acuerdo con otros tratamientos específicos, porque la calidad del óvulo puede afectar su probabilidad de éxito, aunque no sea la causa principal de su infertilidad.

Si usted entra en esta categoría, ya sea con el diagnóstico de fertilidad física u hormonal, debe seguir el consejo del *plan intermedio*, que incluye medidas que tendrán un beneficio adicional para la calidad del óvulo y que abordan los problemas de ovulación. El plan se modificará ligeramente si ha sido diagnosticada con síndrome de ovario poliquístico (SOP).

El SOP es la afección de infertilidad ovulatoria más común. Tiene el efecto secundario de reducir la calidad del óvulo de manera específica. Si tiene SOP, es importante adoptar el consejo del *plan intermedio*, además de las recomendaciones dietéticas y de suplementos específicos que contrarrestarán el impacto negativo del SOP sobre la calidad del óvulo. Se ha descubierto que suplementos específicos como el mio-inositol tienen un beneficio significativo para las mujeres con SOP porque reequilibran las hormonas y el azúcar en la sangre, abordando la causa de la mala calidad de los óvulos y restaurando la ovulación.

Sin embargo, si usted ha recibido el diagnóstico general de "infertilidad inexplicada" o "infertilidad relacionada con la edad", tiene más trabajo que hacer para mejorar la calidad de sus óvulos, pero también mucho que ganar. Recomiendo seguir el *plan avanzado*, que incorpora suplementos adicionales y otras medidas que se han estudiado en mujeres que han tenido numerosos ciclos fallidos de FIV. Debido a que un óvulo tarda unos tres meses en madurar, es importante comenzar este plan tan pronto como sea posible.

Por lo general, las clínicas de fertilidad aconsejan a las mujeres diagnosticadas con "infertilidad inexplicada" o "infertilidad relacionada con la edad" que sigan un programa cada vez más intenso de técnicas de reproducción asistida, empezando por los medicamentos, pasando luego a la inseminación intrauterina y finalmente a la FIV. Estas técnicas a menudo tienen éxito, pero lo hacen eludiendo el problema y no atacándolo de raíz, por lo que con frecuencia se producen intentos fallidos en el camino.

Como se explica en el siguiente capítulo, la rápida disminución de la fertilidad que comienza a mediados de los 30 es en gran parte producto de la disminución de la calidad del óvulo, y esto a menudo se convierte en un factor limitante para quedar embarazada, incluso con la ayuda de la FIV. Las tasas de éxito en los ciclos de FIV dependen en gran medida de la edad. A menos que en la FIV se utilicen óvulos de donantes para aumentar las probabilidades de éxito.

Si su infertilidad es inexplicada o está relacionada a la edad, o si ha tenido ciclos fallidos de FIV, la mejora de la calidad del óvulo debe ser su principal objetivo para tratar de concebir. La investigación muestra que solo los óvulos de buena calidad son propensos a convertirse en embriones de buena calidad que pueden sobrevivir a la primera semana crítica y al implante con éxito para dar lugar a un embarazo. Tanto si elige optar por la FIV como si prefiere seguir intentando concebir naturalmente, es fundamental que maximice la proporción de óvulos que son de buena calidad, con potencial para convertirse en un bebé sano.

Aborto espontáneo recurrente

Mejorar la calidad del óvulo también podría desempeñar un papel importante en la prevención de algunos tipos de abortos espontáneos. Si ha tenido más de un aborto espontáneo, probablemente su médico le recomendó una evaluación completa para determinar la posible causa. Si todavía no le han hecho esta prueba, debe insistir en ella. Muchas mujeres que han perdido varios embarazos tienen trastornos de la coagulación sanguínea o trastornos inmunológicos que pueden tratarse con medicamentos. Otra causa común es una glándula tiroides insuficiente. El hecho de averiguar si tiene una de estas causas médicas de aborto involuntario que explican alrededor de un cuarto de los abortos espontáneos puede reducir la posibilidad de que suceda de nuevo. Por ejemplo, en mujeres que tienen anticuerpos que atacan la tiroides (conocido como tiroiditis de Hashimoto), el tratamiento con una hormona tiroidea adicional llamada levotiroxina reduce la tasa de aborto espontáneo en más del 50%.

Si los estudios descartan problemas de coagulación, inmunológicos o tiroideos como causa de las pérdidas de su embarazo, lo más probable es que sea culpa de la calidad del óvulo.

Esto se debe a que un óvulo de mala calidad con anormalidades cromosómicas se convertirá en un embrión y luego en un feto con anomalías cromosómicas con muy pocas posibilidades de sobrevivir. Las anormalidades cromosómicas son, de hecho, la causa más común de aborto espontáneo precoz, y suponen el 40-50% de los abortos espontáneos.

Como se explica en el capítulo siguiente, estas anomalías cromosómicas casi siempre se originan en el óvulo y se vuelven aún más frecuentes con la edad. En este libro aprenderá cómo las anomalías cromosómicas a menudo ocurren durante la última fase de la maduración del óvulo antes de la ovulación, y lo que puede hacer para reducir la posibilidad de que su siguiente embarazo se vea afectado.

Si usted ha tenido dos o más abortos espontáneos y su médico no puede encontrar una causa médica, o si sabe que las anomalías cromosómicas afectaron sus embarazos previos (como síndrome de Down u otra trisomía), puede considerar la posibilidad de seguir el *plan avanzado* por lo menos tres meses antes de intentar concebir de nuevo.

¿Qué hay del esperma?

Aunque el objetivo de este libro es la calidad del óvulo, muchos de estos mismos factores externos afectan al esperma de una manera similar, como se discutirá en el Capítulo 12. Aunque a menudo no es tan vital como la calidad del óvulo, la calidad del esperma puede en algunos casos tener un efecto significativo en su probabilidad de concebir, y es hora de repensar la suposición de que la edad del padre y los factores de estilo de vida son irrelevantes. Si sabe o sospecha que la infertilidad del factor masculino es parte de su desafío en la concepción, será particularmente valioso aplicar las recomendaciones del Capítulo 12, que explica qué nutrientes específicos afectan la calidad del esperma. Incluso si no tiene ninguna preocupación sobre la calidad del esperma, aprenderá por qué es importante que todos los hombres que intentan concebir tomen un multivitamínico diario para aumentar las posibilidades del éxito.

Conclusión

Si está tratando de concebir de forma natural, mediante la FIV, o lo está intentando de nuevo después de una pérdida del embarazo, es imprescindible que haga todo lo que pueda para mejorar la calidad de sus óvulos. Un óvulo inmaduro tarda unos tres meses en convertirse en un óvulo maduro preparado para la ovulación, y esta ventana de tiempo es crucial para preservar la calidad de los óvulos. En los capítulos siguientes aprenderá las cosas más importantes que puede hacer, pero, para entender cómo estos factores de estilo de vida pueden mejorar la calidad de los óvulos, es necesario primero entender lo que significa calidad del óvulo y cómo se producen las anomalías cromosómicas. Ese es el tema del Capítulo 1.

Parte 1

Las causas de una pobre calidad en los óvulos

Entendiendo qué significa calidad del óvulo

L A DISMINUCIÓN DE la fecundidad a medida que envejecemos es casi enteramente el resultado de la disminución
de la cantidad y calidad de los óvulos. Lo sabemos porque
las mujeres mayores que usan óvulos de donantes tienen tasas
de embarazo similares a las mujeres más jóvenes. Pero ¿qué
significa calidad del ovulo? En términos generales, describe el
potencial de un óvulo para convertirse en un embarazo viable
después de la fecundación. Y esto no es nada trivial: la gran
mayoría de los óvulos fertilizados simplemente no tienen lo
que se necesita.

La calidad del óvulo lo es todo

Para cualquier embrión, las primeras semanas después de la
fertilización representan un obstáculo importante, y muchos
embriones dejan de desarrollarse en algún momento durante

este tiempo. De hecho, la mayoría de los embriones concebidos naturalmente se pierden antes de que una mujer sepa siquiera que está embarazada. En realidad, solo alrededor de un tercio de los embriones fertilizados sobreviven para convertirse en un bebé. Las probabilidades pueden ser aún más bajas en el contexto de la FIV, donde muchos óvulos fertilizados no pueden progresar hasta la etapa embrionaria de cinco días (conocida como la etapa de blastocisto), y aquellos que llegan a esta etapa y son transferidos al útero a menudo no se implantan con éxito, resultando en un ciclo de FIV fallido.

El hecho de que la mayoría de los óvulos fertilizados nunca se conviertan en un embarazo exitoso es un tema que recibe muy poca atención, porque hay un error común que consiste en creer que conseguir un óvulo fertilizado es el verdadero desafío en la concepción. La mayoría de los consejos de fertilidad natural se centran, por tanto, en la ovulación y el momento para lograr la fertilización. Este enfoque pierde peso al comprender que el potencial de un óvulo fertilizado para continuar el desarrollo es a menudo un problema mucho más grande. En realidad, la calidad de los óvulos juega un papel crítico para determinar cuánto tiempo se tarda en quedar embarazada, ya sea de forma natural o mediante FIV, y el secreto está en el ADN del ovulo.

Aunque el potencial de un embrión para desarrollar un embarazo depende de muchos factores, el más importante es, con mucho, tener el número correcto de copias de cada cromosoma. Las anormalidades cromosómicas en los óvulos tienen un profundo impacto en la fertilidad, porque en cada etapa del desarrollo, desde la fertilización hacia adelante, un embrión formado a partir de un óvulo cromosómicamente anormal tiene mucho menos potencial para continuar desarrollándose. Esto puede manifestarse como una incapacidad para quedar embarazada o como un aborto espontáneo precoz. Para muchas mujeres, las anormalidades cromosómicas en los óvulos se convierten en el mayor obstáculo para concebir y llevar a término el embarazo.

No es de extrañar que la mala calidad de los óvulos sea significativamente más común en las mujeres que han tenido dificultades para concebir. Las altas tasas de anomalías cromosómicas se observan en los óvulos de mujeres que tienen antecedentes de múltiples abortos espontáneos, en mujeres que han tenido ciclos repetidos de FIV en los que se transfirieron embriones, pero no se produjo ningún embarazo (las llamadas "fallas repetidas de implantación") y en mujeres con síndrome de ovario poliquístico. Por ejemplo, la proporción de embriones anormales en mujeres con antecedentes de fallas repetidas de implantación en ciclos de FIV puede ser de hasta el 70%.

Los errores cromosómicos en los óvulos no solo afectan la capacidad de quedar embarazada, sino que también son una causa importante de aborto involuntario. Lamentablemente, los abortos involuntarios son muy frecuentes y ocurren en alrededor del 10-15% de los embarazos reconocidos. Sin embargo, la mayoría de las pérdidas de embarazo ni siquiera se notan, porque ocurren en una etapa temprana, antes de que la mujer sepa que está embarazada. Cuando se tienen en cuenta estos embarazos, hasta un 70% termina en un aborto espontáneo. Parte de la razón de esta tasa increíblemente alta es que, desde el momento de la concepción, se está llevando a cabo un proceso continuo de selección para desechar embriones cromosómicamente anormales.

De hecho, las anormalidades cromosómicas causan más abortos espontáneos que todas las demás causas conocidas de aborto combinadas. En un estudio realizado en Japón en el que participaron casi 500 mujeres con antecedentes de 2 o más abortos espontáneos, se encontró que el 41% de los abortos espontáneos eran causados por una anomalía cromosómica en el feto, mientras que todas las demás causas conocidas de aborto representaban menos del 30% de las pérdidas de embarazo. Otros estudios han encontrado que más de la mitad de todos los abortos espontáneos en el primer trimestre son causados por anomalías cromosómicas. También es importante señalar que en estos estudios solamente se estaban investigando abortos espontáneos de embarazos reconocidos, y es probable que la tasa de anomalías cromosómicas sea mucho mayor tomando en cuenta las pérdidas que ocurren poco tiempo después de la fecundación.

Una reacción común a esta información es que los errores cromosómicos en los óvulos están fuera de nuestro control, pero la investigación científica reciente muestra que no es cierto. La proporción de óvulos con anomalías cromosómicas puede verse influenciada por factores que usted puede controlar, como los nutrientes y el estilo de vida. Como se discutirá más adelante en este capítulo, la investigación sugiere que una forma en que los factores externos pueden influir en la calidad de los óvulos es incrementando o comprometiendo el potencial del óvulo para producir energía en momentos críticos, la energía que proporciona el combustible para el procesamiento cromosómico apropiado.

El ejemplo más conocido de una anomalía cromosómica originada en el óvulo es el síndrome de Down, que se vuelve mucho más común a medida que la edad de las mujeres aumenta y la calidad de los óvulos disminuye. En el 95% de los casos, el síndrome de Down es causado por el óvulo que proporciona una copia adicional del cromosoma 21, lo que da como resultado que el feto tenga tres copias en lugar de las dos habituales. Por esta razón, el síndrome de Down también se llama trisomía 21.

El síndrome de Down es solo un ejemplo de una anomalía cromosómica, pero es quizás el más conocido, porque es uno de los pocos en los que el feto afectado puede sobrevivir a término. Algunos bebés con trisomía 13 o trisomía 18 (una copia adicional del cromosoma 13 o 18) también pueden sobrevivir a término, pero con problemas médicos que amenazan la vida. Una copia adicional de otros cromosomas evitará que el embrión se desarrolle después de los primeros días o semanas, o causará un aborto espontáneo temprano. Esta es la razón por la que rara vez se oye hablar de los errores cromosómicos que implican copias adicionales de estos otros cromosomas, a pesar de que son muy comunes.

Aunque tener una copia extra de un cromosoma es el tipo más común de anormalidad cromosómica, ocasionalmente puede haber un cromosoma faltante o errores más complejos.

Un óvulo con el número incorrecto de cromosomas se llama aneuploide. Un embrión creado a partir de uno de estos óvulos aneuploides también será aneuploide y tendrá muy poco potencial para implantarse con éxito en el útero. Incluso cuando los embriones aneuploides son capaces de progresar para dar lugar a un embarazo, la gran mayoría de estos embarazos terminan en un aborto temprano.

En mujeres mayores de 40 años, más de la mitad de los óvulos pueden ser cromosómicamente anormales. De hecho, según algunos estudios, la tasa de anomalías en las mujeres mayores de 40 años es tan alta como un 70-80%. Al estudiar las anormalidades cromosómicas en los óvulos, vemos un aumento exponencial de la infertilidad con la edad, empezando desde mediados hasta el final de la treintena. Pero la calidad de los óvulos tiene un impacto en todos los grupos de edad, y los errores cromosómicos en las mujeres más jóvenes son mucho más comunes de lo que cabría esperar.

Incluso en mujeres menores de 35 años, hasta un cuarto de los óvulos son aneuploides. Esto significa que, si usted es una mujer joven y sana sin problemas de fertilidad, aun así, habrá muchos ciclos de ovulación en los que tiene poco potencial para concebir. Si el óvulo que ovula en un mes determinado es cromosómicamente anormal e incapaz de soportar un embarazo, usar los kits de predicción de la ovulación y calendarios para lograr la fertilización en el momento perfecto no supondrán ninguna diferencia: probablemente no será capaz de concebir hasta el próximo ciclo en el que ovule un buen óvulo.

El tremendo impacto de las anomalías cromosómicas en la posibilidad de concebir y llevar a término un embarazo es particularmente evidente en el contexto de la FIV. Si este factor se saca de la ecuación, las tasas de embarazo se disparan. Sabemos esto utilizando un nuevo enfoque en la fecundación in vitro mediante el cual los embriones son examinados en busca de anomalías en cada cromosoma, y solo son transferidos los embriones normales.

Esto es muy diferente de la medida tradicional de "calidad del embrión" en el contexto de la FIV, que se basa en la tasa de crecimiento y la apariencia general del embrión. Un embrión de crecimiento lento con células de aspecto irregular es menos probable que conduzca a un embarazo, pero se ha puesto de manifiesto en los últimos años que la evaluación de la calidad del embrión basada en la apariencia o morfología no es una garantía. Lo que importa mucho más es la detección de embriones que tienen cromosomas normales.

Cuando se realizó en 2010 un examen exhaustivo de cromosomas en pacientes con pocas probabilidades de una FIV exitosa, la diferencia fue espectacular. En lugar del habitual 13% de embriones transferidos implantados con éxito en pacientes de 41-42 años, solo la selección de embriones cromosómicamente normales impulsó la tasa de implantación al 38%. Como resultado, *se duplicó* la proporción de mujeres en este grupo de edad que completó con éxito un ciclo de FIV que realmente llevó a casa un bebé.

El Dr. William Schoolcraft, un reconocido especialista en fertilidad de los Estados Unidos y autor de varios estudios que demuestran el éxito de este enfoque, inició la técnica de la exploración exhaustiva de los cromosomas para identificar los mejores embriones.

Los estudios del Dr. Schoolcraft incluyen muchos ejemplos de pacientes que fueron capaces de concebir solo después de que se eligieran embriones cromosómicamente normales para la transferencia. Una paciente mencionada en el estudio del Dr. Schoolcraft en 2009 fue una mujer de 37 años que había pasado por 6 ciclos previos de FIV en los cuales los embriones transferidos no se implantaron. Luego comenzó otro ciclo de FIV, esta vez con el cribado cromosómico en 10 de sus embriones. De esos 10 embriones, 7 resultaron ser cromosómicamente anormales. Si no se hubiera realizado el cribado y se hubieran elegido embriones para su transferencia solo por la apariencia, habría habido una alta probabilidad de transferir embriones cromosómicamente anormales. Esos embriones probablemente habrían fallado al implantarse o habrían conducido a un aborto involuntario. En lugar de correr ese riesgo, sus médicos transfirieron los tres embriones cromosómicamente normales y ella quedó embarazada de gemelos.

Otra paciente del estudio del Dr. Schoolcraft fue una mujer de 33 años que había sufrido seis abortos espontáneos. En su siguiente ciclo de FIV, el cribado cromosómico reveló que, de once embriones, ocho tenían errores cromosómicos. Sin cribado, habría habido una probabilidad alta de que se hubiera transferido uno de los ocho embriones anormales, lo que probablemente habría resultado en no lograr el embarazo o en un séptimo aborto espontáneo. En cambio, sus doctores fueron capaces de seleccionar dos embriones cromosómicamente normales y ella dio a luz a los gemelos.

A veces, la detección cromosómica revela hasta qué punto se pueden acumular las probabilidades en contra de un embarazo exitoso. Esto es evidente en el ejemplo del Dr. Schoolcraft de una mujer de 41 años que fue capaz de concebir después de la detección cromosómica del único embrión de 8 que era cromosómicamente normal y tenía el potencial para dar lugar a un embarazo normal y saludable.

Si bien la detección cromosómica representa un avance muy significativo, no es la cura de todos los males. Uno de los principales problemas es que el cribado puede mostrar que ninguno de los embriones creados en un ciclo de FIV es cromosómicamente normal. Como resultado, no habrá un buen embrión disponible para transferir. Esto sucedió en alrededor de un tercio de las pacientes en un solo estudio, lo que demuestra que la calidad del óvulo sigue siendo un factor limitante para quedar embarazada, incluso con los nuevos métodos de detección.

Sin embargo, el cribado cromosómico es muy prometedor y muestra el enorme impacto de la calidad del óvulo y del embrión en las tasas de embarazo. Un grupo en Japón se propuso determinar cuánto podría mejorar la tasa de embarazo en los ciclos de FIV eligiendo transferir solo embriones cromosómicamente normales, con la variable de elegir mujeres menores de 35 años y sin abortos previos. En el grupo control, en el que los embriones fueron elegidos por morfología, el 41% de las pacientes quedaron embarazadas por cada ciclo de FIV y llevaron el embarazo hasta por lo menos las 20 semanas. En el grupo en el que los embriones fueron elegidos por cribado cromosómico, la tasa de embarazo saltó al 69%. Las tasas de aborto también fueron muy diferentes: 9% en el grupo control y solo 2,6% en el grupo seleccionado.

La lección que podemos extraer de los resultados positivos de la detección cromosómica es que contar con un embrión cromosómicamente normal tiene un enorme impacto en la probabilidad de un embarazo exitoso, independientemente de la forma en que esté tratando de concebir. Incluso si intenta concebir naturalmente, su oportunidad de quedar embarazada y llevar a término el embarazo está muy determinada por la calidad de sus óvulos. Por suerte, la calidad del óvulo no está totalmente predeterminada por su edad ni es fija en el tiempo. Puede cambiar.

Existe, de hecho, una enorme variación en las tasas de anomalías cromosómicas entre diferentes mujeres de la misma edad. Una mujer de 35 años podría ovular muy pocos óvulos cromosómicamente normales durante un período de tiempo determinado, mientras que los óvulos de otra mujer pueden ser todos normales a la misma edad. Esto se demostró en un estudio con pacientes de FIV en Alemania e Italia, en los que el porcentaje de óvulos cromosómicamente normales variaba mucho entre diferentes mujeres de la misma edad. El número de óvulos normales también varió ampliamente en el tiempo en cada mujer, lo que se consideró una diferencia significativa en la proporción de óvulos normales entre dos ciclos de FIV consecutivos. Los investigadores describieron la variación en el tiempo y entre diferentes mujeres como aleatoria e impredecible, pero solo porque no conectaron su investigación con los numerosos estudios que muestran influencias específicas en las tasas de anomalías cromosómicas. La fascinante investigación discutida en el resto de este libro establece que esta variabilidad no es puramente aleatoria; por el contrario, una amplia gama de factores externos afecta la calidad del óvulo.

Innumerables estudios clínicos han demostrado que evitar ciertas toxinas y añadir suplementos específicos pueden aumentar el porcentaje de óvulos capaces de convertirse en embriones de buena calidad, aumentar el porcentaje de embriones que se implantan en el útero y reducir el riesgo de pérdida prematura de embarazo. Existe una fuerte evidencia científica de que algunas de estas mejoras se deben a una reducción en la proporción de óvulos con anormalidades cromosómicas, lo que confirma el hecho de que la calidad del óvulo es algo que tenemos el poder de cambiar.

¿Cómo un óvulo se convierte en "cromosómicamente anormal"?

El proceso de producción de óvulos es muy largo y propenso a errores. El desarrollo de cada óvulo comienza antes de que una mujer nazca, en los recién formados ovarios durante el primer trimestre del embarazo. Una niña nace con todos los óvulos que tendrá en toda su vida, y cada óvulo existe en un estado de animación suspendida hasta unos meses antes de la ovulación.

Aproximadamente cuatro meses antes de la ovulación, un pequeño grupo de óvulos inmaduros comienza a crecer y, aunque la mayoría morirá naturalmente, se selecciona un óvulo para que termine de madurar. El óvulo completamente crecido completa la ovulación saliendo de su folículo y viaja por la trompa de Falopio, listo para ser fertilizado.

Durante el intervalo que se produce entre el desarrollo temprano del óvulo y la ovulación, los óvulos tienen muchas oportunidades de acumular daños durante el proceso de envejecimiento. La creencia tradicional es que, cuando una mujer tiene 40 años, sus óvulos ya han acumulado anormalidades cromosómicas y no se puede hacer nada para cambiarlo. Pero eso no es científicamente correcto, porque la mayoría de los errores cromosómicos ocurren en realidad poco antes de la ovulación, en etapas posteriores de un proceso llamado meiosis.

Un óvulo termina con el número incorrecto de cromosomas cuando la meiosis va mal. La meiosis consiste en alinear cuidadosamente copias cromosómicas a lo largo de la mitad del óvulo para luego tirar de cada extremo del óvulo una red de túbulos microscópicos. Un conjunto de cromosomas es empujado fuera del óvulo en lo que se llama cuerpo polar. Un óvulo en desarrollo hace esto dos veces: comienza con cuatro copias de cada cromosoma y, si el proceso se desarrolla correctamente, termina con solo una copia de cada cromosoma.

Si este proceso falla en cualquier etapa, el resultado final es una copia de más o de menos de un cromosoma. Aunque la primera ronda de meiosis comienza antes de que nazca una niña, la mayor parte de la actividad de procesamiento cromosómico ocurre en los meses previos a ovular un óvulo.

El punto crítico que hay que tener en cuenta —y un punto del que muchos médicos de fertilidad no son conscientes— es que la mayoría de las anomalías cromosómicas en los óvulos no se acumulan gradualmente durante 30 o 40 años a medida que el óvulo envejece, sino que suceden en el par de meses previos a que se ovule un óvulo. En otras palabras: el envejecimiento no causa directamente las anomalías cromosómicas; más bien crea las condiciones que predisponen a que los óvulos maduren incorrectamente poco antes de la ovulación.

Esto significa que, si se cambian esas condiciones antes de la ovulación, se pueden aumentar las probabilidades de que un óvulo madure con el número correcto de cromosomas. En resumen, usted puede influir en la calidad de los óvulos que ovulará dentro de un par de meses, ya que los errores cromosómicos en los óvulos probablemente no se han producido todavía.

Esto nos lleva a la cuestión fundamental: ¿cómo puede un óvulo estar predispuesto a madurar con un número incorrecto de cromosomas, y qué se puede hacer al respecto? Cada capítulo de este libro aborda diferentes aspectos de esa pregunta, pero un tema común es el suministro de energía del óvulo.

Producción de energía en el óvulo

Se necesita una enorme cantidad de energía para que el óvulo procese correctamente los cromosomas y haga todo el trabajo necesario para madurar adecuadamente. Resulta que las estructuras productoras de energía dentro de los óvulos cambian significativamente con la edad y en respuesta a los nutrientes y otros factores externos. Estas estructuras, llamadas mitocondrias, se encuentran en casi todas las células del cuerpo. Actúan como plantas de energía en miniatura para transformar diversas fuentes de combustible en energía que la célula puede utilizar, en forma de ATP.

El ATP es literalmente la energía de la vida. Mueve los músculos, hace funcionar las enzimas y potencia los impulsos nerviosos. Casi todos los demás procesos biológicos dependen de ello. Y es la forma primaria de energía utilizada por los óvulos. Un óvulo en crecimiento necesita un montón de ATP y tiene un montón de mitocondrias. De hecho, cada óvulo tiene más de quince mil mitocondrias: más de diez veces más que cualquier otra célula en el cuerpo. Las células foliculares que rodean el óvulo también contienen muchas mitocondrias y suministran ATP adicional al óvulo. Pero estas mitocondrias deben estar en buenas condiciones para producir suficiente energía.

Con el tiempo y en respuesta al estrés oxidativo (explicado en el capítulo 6), las mitocondrias se dañan y son menos capaces de producir energía. Sin suficiente energía, el desarrollo de óvulos y embriones puede ir mal o detenerse por completo. Como explicó el Dr. Robert Casper, un especialista canadiense líder en fertilidad: «El envejecimiento del sistema reproductivo femenino es como una linterna olvidada en el estante superior de un armario. Cuando tropezamos con la linterna unos años más tarde e intentamos encenderla, no funcionará, no porque haya algo malo en la linterna, sino porque las baterías de su interior se han estropeado».

Un creciente cuerpo de evidencia sugiere que la capacidad de un óvulo para producir energía cuando es necesario es de vital importancia para poder madurar con el número correcto de cromosomas. También es vital para que un embrión tenga el potencial necesario para sobrevivir a la primera semana e implantarse con éxito.

Las mitocondrias que funcionan mal pueden ser una de las razones más importantes por las cuales algunos óvulos tienen más probabilidades de terminar con anomalías cromosómicas o carecen del potencial para convertirse en un embrión viable. Lo que usted puede hacer para ayudar a "recargar" sus mitocondrias y así aumentar el suministro de energía de sus óvulos es el tema de varios capítulos más adelante en este libro, pero primero vamos a tratar con una de las causas de los errores cromosómicos en el desarrollo de óvulos: la toxina BPA.

CAPÍTULO 2

Los peligros del Bisfenol A (BPA)

S I DESEA TENER la mejor oportunidad de quedar embarazada y dar a luz a un bebé sano, uno de los primeros pasos que debe dar es reducir su exposición a toxinas específicas que pueden dañar la fertilidad. Esta materia se ha descuidado por mucho tiempo en libros tradicionales sobre fertilidad y en las consultas de los doctores, pero es increíblemente importante que aprenda sobre el tema si está intentando concebir.

Una de las toxinas que se ha demostrado que comprometen la calidad de los óvulos y la fertilidad es el BPA, que significa bisfenol A. A pesar de que se tienen años de atención pública sobre sus peligros potenciales para la salud, este producto químico todavía se utiliza comúnmente en envases plásticos para alimentos.

Este capítulo le brindará los recursos que necesita para minimizar su exposición al BPA, ilustrando cómo los cambios pequeños y sencillos pueden tener efectos positivos en su salud y fertilidad.

Dónde nos encontramos

Si algún producto químico merece su mala prensa, ese es el BPA. Incluso después de un intenso cabildeo para prohibir el BPA debido a los riesgos que presenta para la salud de los bebés, niños y adultos, hay un aspecto del impacto del BPA que no ha recibido tanta atención como merece: el riesgo que supone para la fertilidad. Las últimas investigaciones muestran que incluso cantidades minúsculas de BPA pueden interferir con los sistemas hormonales y dañar el desarrollo de los óvulos, comprometiendo las tasas de éxito en FIV y aumentando el riesgo de aborto espontáneo.

Aunque gran parte de la investigación sobre el BPA y la fertilidad es nueva, encaja con décadas de ciencia que muestran los riesgos generales para la salud del BPA. De hecho, se sabe tanto sobre los riesgos para la salud por el BPA y hay tantos productos que ahora se dicen "libre de BPA" que uno podría verse tentado a asumir que las empresas han dejado de usar esta sustancia química desagradable y el peligro ya ha quedado relegado en el pasado. Desafortunadamente, ese no es el caso y, hasta que haya una regulación genuina del gobierno, cada individuo quien tiene que luchar contra el BPA en el hogar. Pero las buenas noticias son que usted puede reducir fácilmente su exposición una vez que sepa cómo hacerlo.

El caso contra el BPA

La historia del BPA y la fertilidad comienza con un descubrimiento casual tan inesperado que los investigadores pasaron años comprobando sus resultados antes de publicarlos. La Dra. Patricia Hunt y su grupo de investigación de la Universidad Case

Western Reserve utilizaron ratones de laboratorio para estudiar el desarrollo de óvulos y vieron algo muy inusual en agosto de 1998: un aumento dramático en el número de óvulos cromosómicamente anormales. En ratones, típicamente solo el 1-2% de los óvulos son incapaces de alinear adecuadamente los cromosomas en el centro del óvulo. Sin embargo, en el laboratorio de la doctora Hunt, este problema específico aumentó repentinamente y afectó al 40% de los óvulos, junto con otras aberraciones cromosómicas severas. Cuando los óvulos maduraron, eran mucho más propensos a tener un número incorrecto de cromosomas. Como observó la doctora Hunt: «Estaba realmente horrorizada porque vimos este cambio de la noche a la mañana».

Los investigadores comenzaron una investigación exhaustiva y finalmente encontraron al culpable. El BPA había comenzado a lixiviarse de las jaulas de plástico de los ratones y de las botellas de agua después de lavarlas con detergente. Cuando todas estas jaulas y botellas de plástico dañadas fueron reemplazadas, la tasa de óvulos con errores cromosómicos comenzó a volver a la normalidad. El grupo de la doctora Hunt no publicó este hallazgo durante varios años. Sin embargo, debido a que las implicaciones en la fertilidad humana eran tan preocupantes, los investigadores querían investigar más para asegurarse de que tenían razón. «Esta sustancia química a la que todos estamos expuestos podría estar causando un aumento en los abortos espontáneos y defectos de nacimiento». La doctora Hunt recuerda haber pensado: «Estoy realmente preocupada por eso».

Para confirmar que el BPA era la causa específica de las anomalías en los óvulos, los investigadores dieron dosis controladas de BPA a los ratones y ocurrió lo mismo. A través de una serie de investigaciones a lo largo de varios años, el grupo determinó que incluso una dosis baja de BPA durante las etapas finales del desarrollo del óvulo es suficiente para interferir con la meiosis y causar anormalidades cromosómicas en los óvulos. Los investigadores comentaron que sus hallazgos tenían una importancia evidente en los errores cromosómicos en óvulos humanos debido a la extraordinaria similitud en el procesamiento de cromosomas entre las dos especies.

Después del descubrimiento de la doctora Hunt, otros investigadores continuaron estudiando cómo el BPA podría afectar la fertilidad y pronto descubrieron más evidencias de que el BPA no solo es tóxico para el desarrollo de los óvulos, sino que también interfiere con las hormonas que coordinan cuidadosamente el sistema reproductivo.

En los últimos 15 años, estudio tras estudio ha demostrado que la pequeña cantidad de BPA a la que todos estamos expuestos diariamente podría tener graves consecuencias para la salud. Existe la sospecha de que sus efectos tóxicos podrían contribuir al desarrollo de enfermedades como diabetes, obesidad, enfermedades del corazón y también podrían influir en el cerebro y en el sistema reproductivo de los bebés expuestos durante el embarazo. La doctora Hunt comentó: «Todo el trabajo que hemos hecho sobre el BPA realmente aumenta mi preocupación».

En 2008 se publicó uno de los primeros estudios a gran escala que mostraba los efectos de la exposición al BPA en la salud humana. El Dr. Iain Lang y sus colegas analizaron los datos recopilados por los Centros para el Control de Enfermedades (CDC) de Estados Unidos con una muestra de más de 1,000 personas, y encontraron un vínculo entre la exposición al BPA y la diabetes, las enfermedades cardíacas y la toxicidad hepática.

Estos hallazgos, que posteriormente fueron confirmados por otros estudios a gran escala, fueron motivo de preocupación porque el BPA es ampliamente utilizado. Aunque algunas compañías han trabajado para eliminar el BPA de sus productos, sigue siendo muy común. Algunos de los peores delincuentes son productos que muchas personas usan diariamente: recipientes de plástico para alimentos, comida y bebidas enlatadas y recibos de papel térmico.

El BPA entra más a menudo en el cuerpo cuando la gente consume alimentos y bebidas que han sido envasados o almacenados en un material que lixivia BPA, pero también pueden absorberse pequeñas cantidades a través de la piel al contacto con productos recubiertos con BPA, como recibos de papel térmico. De cualquier manera, el BPA recorre su camino por el torrente sanguíneo y llega a varios tejidos. Como resultado, se pueden encontrar niveles cuantificables en más del 95% de la población de los Estados Unidos. Más de 20 publicaciones revisadas por pares también han informado sobre la presencia del BPA en el torrente sanguíneo de poblaciones de todo el mundo.

Cientos de estudios han demostrado que el BPA tiene efectos tóxicos en animales en los mismos niveles a los que las personas están expuestas a diario. Mientras que el BPA causa una amplia gama de diferentes efectos biológicos una vez entra en el torrente sanguíneo, tal vez los efectos más preocupantes son los que implican a los sistemas hormonales. Se ha encontrado sistemáticamente que el BPA interfiere con la función del estrógeno, la testosterona y las hormonas tiroideas. Debido a esta interferencia con los sistemas endocrinos, el BPA se considera un "disruptor endocrino".

No es del todo sorprendente que el BPA interfiera con los sistemas hormonales, porque se sabe desde hace mucho tiempo que imita al estrógeno. Originalmente se identificó como una forma sintética de estrógeno en 1936, cuando las compañías farmacéuticas estaban buscando un medicamento que pudieran usar en tratamientos hormonales. Pero poco tiempo después se identificaron productos químicos más fuertes, por lo que el BPA fue rápidamente abandonado para esos propósitos. Sin embargo, el BPA no es tan débil como se pensaba.

El BPA solía ser considerado un "estrógeno débil" porque se une al receptor de estrógenos tradicional unas 10.000 veces menos que el estrógeno. Sin embargo, ahora sabemos que el estrógeno funciona a través de una serie de receptores y vías diferentes. Y, de hecho, el BPA se une a algunos de estos otros receptores y tiene efectos biológicos con la misma potencia que el estrógeno. Como resultado de estos hallazgos, el BPA ya no puede ser llamado un disruptor endocrino "débil". Los sistemas hormonales están tan finamente ajustados para regular las funciones biológicas en todo el cuerpo que incluso una pequeña dosis de un producto químico como el BPA puede causar grandes problemas.

¿Las compañías todavía tienen permitido usar BPA?

En respuesta a la gran cantidad de investigaciones sobre los peligros del BPA, ha habido una fuerte presión pública para que las agencias reguladoras tomen medidas y prohíban el BPA. Pero en la mayoría de las jurisdicciones se ha hecho muy poco. Los gobiernos que han prohibido el BPA han limitado normalmente la prohibición a artículos tales como biberones. Este es un buen primer paso, porque es probable que los bebés sean particularmente vulnerables al BPA, pero no llegan lo suficientemente lejos.

Como la doctora Hunt exclamó: «¿Qué diablos está haciendo esta cosa en los productos de consumo, y especialmente en los productos como contenedores para alimentos y bebidas, si sabemos que es un estrógeno sintético? Eso realmente me vuelve loca».

El consenso claro entre los investigadores académicos es que el BPA es peligroso para la salud. No deberíamos estar tranquilos por las posiciones gubernamentales oficiales de que el BPA no es perjudicial. A menudo toma mucho tiempo que los gobiernos reconozcan que los productos químicos son inseguros y que prohíban su uso, como lo demuestran décadas de batallas contra el plomo, los PCB y el asbesto, incluso ante evidencias claras de peligro.

En lugar de esperar a la acción del gobierno, puede elegir por sí misma si desea trabajar del lado de la precaución y tomar medidas para evitar la exposición al BPA. Hacerlo es particularmente importante si está tratando de concebir, porque hay una fuerte evidencia científica de que el BPA es una amenaza para la fertilidad y es tóxico para los bebés en desarrollo durante el embarazo.

Cómo afecta el BPA a la fertilidad

Un par de años después del descubrimiento accidental de la doctora Hunt que mostraba el efecto del BPA en los óvulos de ratones de laboratorio, comenzó a surgir evidencia de que el

BPA también afecta significativamente a la fertilidad en seres humanos. Ahora sabemos que las mujeres con altos niveles de BPA en su sistema durante un ciclo de FIV terminan con menos embriones para transferir y tienen menos probabilidades de quedar embarazadas.

Uno de los primeros estudios sobre el tema, publicado en 2008, mostró una preocupante correlación: niveles más altos de BPA en las mujeres que no lograron el embarazo en la FIV en comparación con las que sí lo consiguieron. Este estudio era preocupante, pero no fue hasta 2011 y 2012 que un conjunto de investigadores publicó y estableció firmemente que cualquier persona que se enfrenta a la infertilidad debe pensar en cómo limitar la exposición a BPA.

En 2011, un grupo de destacados investigadores y especialistas en fertilidad evaluaron el vínculo entre el BPA y los resultados de la FIV en 58 mujeres sometidas a un ciclo de FIV en el Centro de Salud Reproductiva de la Universidad de California en San Francisco. Encontraron que los óvulos recuperados de mujeres con niveles más altos de BPA eran menos propensos a fertilizar. Este hallazgo sugiere fuertemente que la exposición al BPA reduce la calidad del óvulo, lo que tiene implicaciones no solo para los pacientes de FIV, sino para todas las mujeres que tratan de concebir.

Estos efectos nocivos del BPA comienzan incluso antes de la etapa de fertilización. Otro estudio del mismo año encontró que el BPA afecta la respuesta ovárica a la medicación de estimulación de FIV. En ese estudio, las mujeres con niveles más altos de BPA tuvieron menos óvulos recuperados y menores niveles de estrógeno. En un nivel práctico, esta investigación indica que el BPA parece interrumpir el desarrollo del óvulo y que, si usted ha tenido un ciclo de FIV fracasado debido a un número bajo de óvulos, el BPA podría ser uno de los factores que contribuyen a este problema.

El descubrimiento de que el BPA podría comprometer los ciclos de FIV fue confirmado en 2012 por investigadores de la Escuela de Salud Pública de Harvard. En un estudio exhaustivo de 174 mujeres sometidas a FIV en el Centro de Fertilidad del Hospital General de Massachusetts en Boston, los investigadores encontraron que las mujeres con niveles más altos de BPA tenían menos óvulos recuperados, menores niveles de estrógeno y una menor tasa de fertilización. Las mujeres con niveles de BPA por encima de la media también tenían menos embriones de cinco días disponibles para transferir. Para algunas mujeres, esta disminución en el número de embriones podría significar la diferencia entre quedar embarazada y tener que comenzar el proceso de FIV de nuevo.

Los mismos investigadores de Harvard también encontraron que el impacto del BPA no termina con el número de óvulos y embriones formados. También mostraron un vínculo entre la concentración de BPA en las mujeres y el fracaso de los embriones para implantarse y conducir a un embarazo.

El concepto de fracaso de la implantación se discutió con detalle en el capítulo 1. Para resumir brevemente, tanto en la concepción natural como en la FIV solo una minoría de embriones son capaces de implantarse en el útero y convertirse en un embarazo viable. El fracaso de la implantación es una de las causas principales de los ciclos de FIV sin éxito.

Varios investigadores de la Universidad de Harvard

descubrieron que las probabilidades de fracaso de la implantación aumentaban cuando había mayores concentraciones de BPA en la orina. La diferencia en la tasa de implantación entre mujeres con altos y bajos niveles de BPA fue enorme: un cuarto de las mujeres con la mayor exposición a BPA tuvo casi el doble de probabilidades de fracaso de implantación, en comparación con el cuarto de las mujeres con los niveles más bajos de BPA. Los investigadores también observaron que el BPA tuvo un mayor impacto en la tasa de implantación en ciertos grupos de mujeres. Específicamente, las mujeres con disminución de la reserva ovárica (que se vuelve común con la edad) parecen ser más sensibles a los efectos del BPA.

Los investigadores de Harvard especularon que el BPA no solo disminuye la calidad del óvulo, sino que también puede interferir con el medio ambiente del útero de una manera que reduce la capacidad de los embriones para implantarse. Esta disminución en la receptividad uterina se había observado previamente en animales expuestos a BPA, pero todavía no se entiende completamente en los seres humanos. Una de las formas en que se cree que el BPA interfiere con la implantación es interfiriendo con la señalización hormonal en las células que recubren el útero.

Además, existen algunas evidencias limitadas de que el BPA puede afectar las tasas de abortos espontáneos. En un pequeño estudio en Japón, 45 mujeres con un historial de 3 o más abortos involuntarios en el primer trimestre tuvieron sus niveles de BPA medidos y comparados con los niveles de BPA de 32 mujeres sanas sin antecedentes de problemas de fertilidad. Los investigadores encontraron que el nivel promedio de BPA en las mujeres con aborto espontáneo recurrente era aproximadamente tres veces mayor que en el grupo control.

En otro estudio reciente, el BPA se vio nuevamente implicado en el aumento del riesgo de aborto espontáneo. Los investigadores comprobaron los niveles de BPA en 114 mujeres que habían quedado embarazadas y que habían tenido problemas para quedar embarazadas o tenían antecedentes de aborto. Los investigadores dividieron a las mujeres en 4 grupos de acuerdo con sus niveles de BPA y pudieron correlacionar la cantidad de BPA en su suero sanguíneo con su riesgo de aborto. Las mujeres en el cuartil superior de BPA tenían un 80% más de riesgo de aborto espontáneo que las mujeres en el cuartil más bajo.

Más allá de los estudios iniciales, se sabe muy poco sobre el impacto del BPA en las tasas de aborto espontáneo. Sin embargo, un mayor riesgo de aborto involuntario encaja con la investigación que muestra que el BPA influye en las tasas de fertilización e implantación en mujeres sometidas a FIV, porque sabemos que en el origen de los tres resultados está la calidad del óvulo. Específicamente, solo un óvulo con cromosomas normales tiene una buena posibilidad de fertilizarse, implantarse y conducir a un embarazo en curso, mientras que es menos probable que un óvulo con anomalías cromosómicas consiga superar cada etapa, y es más propenso a provocar un aborto espontáneo.

Si el BPA causa anormalidades cromosómicas en los óvulos, se esperaría ver tasas más bajas de fertilización, supervivencia de embriones e implantación, y un mayor riesgo de aborto espontáneo temprano, que es exactamente lo que se ha observado. También existe una fuerte evidencia directa de que la exposición al BPA durante la ventana crítica del desarrollo del óvulo, de hecho, causa anomalías cromosómicas.

En los años siguientes al descubrimiento accidental de la doctora Hunt de que el BPA causa anormalidades cromosómicas en los óvulos de los ratones, una investigación adicional en animales comenzó a descubrir exactamente cómo y cuándo sucede esto.

En 2008, la Dra. Sandy Lenie descubrió que una dosis baja de BPA administrada continuamente a medida que los óvulos maduraban causaba el doble de óvulos cromosómicamente anormales que los óvulos que no habían sido expuestos a BPA. Estas anormalidades se debieron principalmente a la falta de alineación correcta de los cromosomas: los cromosomas se dispersaron por todo el óvulo en lugar de estar dispuestos de manera ordenada para que la célula pudiera dividirlos correctamente.

Otro estudio descubrió que el periodo final del desarrollo del óvulo es particularmente sensible al BPA; se encontró que un alto nivel de exposición al BPA poco antes de la ovulación era suficiente para detener el desarrollo de algunos óvulos y causar anormalidades cromosómicas graves en cualquier óvulo que madurara.

Los científicos ahora están comenzando a entender cómo el BPA causa estos problemas en el desarrollo de óvulos. Parece que el BPA interfiere con las estructuras tipo "andamio" de los túbulos que organizan y separan los cromosomas durante el desarrollo del óvulo. Estos túbulos desempeñan un papel tan importante en el proceso de meiosis que, si no pueden funcionar correctamente, el desarrollo del óvulo se detendrá por completo o irá mal, lo que dará lugar a graves anomalías cromosómicas. Numerosos estudios sugieren que esta es al menos una forma en la que el BPA es tóxico para los óvulos.

El hecho de que el BPA interfiera con el desarrollo del óvulo puede explicar mucho de lo que se ve en los ciclos de FIV, pero es probable que haya más detrás de esta historia, porque los efectos del BPA son más amplios. Se ha establecido firmemente que el BPA también interrumpe los sistemas hormonales que son de vital importancia para la fertilidad. Las hormonas son moléculas de señalización que le dicen al cuerpo qué hacer y cuándo. La actividad del sistema reproductivo está cuidadosamente orquestada por la concentración precisa de diferentes hormonas y cambios en los niveles hormonales a lo largo del tiempo.

Tal vez una de las hormonas más importantes en la fertilidad femenina es el estrógeno. Tiene mucho trabajo que hacer en los ovarios, útero, cerebro y otras partes del cuerpo. Por ejemplo, el estrógeno estimula los folículos ováricos para crecer. Esto es importante porque cada folículo ovárico en desarrollo contiene un óvulo y, mientras un folículo crece y madura, también lo hace el óvulo en su interior. Sin suficientes niveles de hormonas como el estrógeno que estimulen el crecimiento del folículo, el óvulo no puede continuar madurando.

El BPA disminuye la producción de estrógeno en los ovarios. En 2013 se descubrió que el BPA probablemente hace esto interrumpiendo la producción de las proteínas que ayudan a producir estrógeno. Muchos otros estudios también han demostrado que el BPA altera la producción de hormonas en las células de los folículos ováricos. El BPA también parece afectar la fertilidad al bloquear la capacidad del estrógeno de unirse a sus receptores. En resumen, el BPA interfiere con un sistema hormonal muy controlado de varias maneras.

Sin embargo, el estrógeno no es el único dañado por el BPA. El BPA también interrumpe otros sistemas hormonales, como la testosterona, las hormonas tiroideas y la insulina, todos ellos relevantes para el desarrollo del óvulo y la fertilidad. Dada esta interrupción crítica de las hormonas de fertilidad, no es de ninguna manera sorprendente que el BPA afecte al crecimiento del folículo ovárico y aumente la velocidad a la que los folículos ováricos mueren.

El BPA y el SOP

Limitar su exposición al BPA podría ser especialmente útil si usted se encuentra entre los millones de mujeres con diabetes, síndrome de ovario poliquístico (SOP) o ambos. El SOP es un síndrome muy común que da como resultado problemas de ovulación y dificultad en el tiempo para concebir. Una característica distintiva del SOP es que el cuerpo no responde a la insulina como debería. Los músculos y tejidos se vuelven menos sensibles al mensaje de la insulina de tomar el azúcar del torrente sanguíneo, lo que resulta en mayores niveles de azúcar en la sangre y niveles más altos de insulina. Este estado, que se llama "resistencia a la insulina", es también característico de la diabetes.

Las mujeres con diabetes y/o SOP a menudo tienen menor calidad de óvulo y dificultad para quedar embarazadas. En los capítulos siguientes se describen las estrategias dietéticas específicas y suplementos que son útiles para mejorar la calidad de los óvulos en el contexto del SOP y la diabetes, pero también hay buenas pruebas que apuntan al BPA como un factor que contribuye a estas afecciones.

Varios estudios han encontrado que los niveles de BPA son

significativamente más altos en las mujeres con SOP. Los niveles de BPA también están fuertemente asociados con los cambios hormonales y metabólicos característicos del SOP, y las mujeres con niveles más altos de BPA tienden a tener mayor resistencia a la insulina y niveles más altos de insulina y testosterona.

Varios estudios de gran alcance han demostrado también un fuerte vínculo entre los niveles de BPA y la diabetes. Por ejemplo, un estudio en China encontró que un cuarto de las personas con los niveles más altos de BPA tenía casi el doble de probabilidad de tener resistencia a la insulina que aquellos con los niveles más bajos de BPA.

Estos estudios no establecen que el BPA realmente cause resistencia a la insulina, ya sea en el SOP o en la diabetes, ya que podría ser que los tipos de alimentos y bebidas que causan resistencia a la insulina también son los alimentos más contaminados con BPA. Sin embargo, la evidencia está creciendo sobre el efecto directo del BPA en los niveles de insulina en el cuerpo. Parece que el BPA hace esto afectando directamente a las células del páncreas que liberan insulina. El BPA también reduce la producción de otra hormona, llamada adiponectina. Los bajos niveles de adiponectina están estrechamente asociados con la resistencia a la insulina.

Estos hallazgos sugieren que el propio BPA podría estar contribuyendo a los problemas de salud generalizados asociados con la resistencia a la insulina, como el SOP y la diabetes, además de contribuir a los problemas de fertilidad asociados con estas afecciones.

Por lo tanto, las últimas investigaciones proporcionan razones particularmente buenas para evitar el BPA si usted tiene SOP o diabetes y está tratando de concebir. Sin embargo, la conclusión es que cualquier persona que intenta concebir debe preocuparse por la exposición al BPA, porque puede interferir con las hormonas, contribuir a las anormalidades cromosómicas en el desarrollo de los óvulos y disminuir el número de óvulos y la tasa de fertilización en mujeres que intentan concebir a través de la FIV.

Cómo evitar el BPA

La buena noticia sobre el BPA es que hay mucho que puede hacer para reducir su exposición, y nada más dar algunos pasos sencillos, la cantidad de BPA en su sistema disminuirá rápidamente. El momento más importante para reducir su exposición al BPA es tres o cuatro meses antes de intentar concebir, pero nunca es demasiado pronto para comenzar.

La primera estrategia para limitar su exposición al BPA es eliminar el plástico de su cocina. El BPA es ampliamente utilizado en recipientes de plástico de almacenamiento de alimentos, cuencos y tazas. Cuando este plástico se daña por contacto con alimentos calientes, lavado con agua caliente, lavado con detergente concentrado o calentamiento en el microondas, puede comenzar a lixiviar BPA en cualquier alimento o bebida que toque.

Cuando compre un objeto de plástico, el tipo más importante de plástico del que debe mantenerse alejada es el policarbonato. Se trata de un plástico rígido, duradero, a menudo marcado con un siete dentro del símbolo de reciclaje triangular. El policarbonato se utiliza típicamente para fabricar recipientes de plástico reutilizables. Las botellas de plástico para agua están hechas de un tipo diferente de plástico y generalmente no contienen BPA.

Muchos productos de cocina ahora están hechos con plástico sin BPA. Desechar los envases de plástico viejos y cambiar a estos nuevos productos es un paso en la dirección correcta. Pero esta no es la mejor solución, porque los plásticos sin BPA pueden lixiviar otros químicos desconocidos que podrían ser igual de dañinos. Las empresas tienen la libertad de reemplazar el BPA por sustancias químicas similares que también podrían interrumpir los sistemas hormonales, y generalmente no hay necesidad de pruebas de seguridad antes de su uso.

En un estudio reciente, los científicos analizaron más de 500 contenedores plásticos disponibles en el mercado y encontraron que casi todos los productos lixivian productos químicos que tienen actividad parecida a los estrógenos (indicando el potencial de alterar la fertilidad), incluyendo los que se anuncian como libres de BPA. En algunos casos, los productos de plástico presentados como libres de BPA eran incluso peores que los productos que contenían BPA.

Los investigadores también encontraron que los plásticos marcados como "libres de BPA" son particularmente propensos a liberar otros productos químicos estrogénicos después de haber sido dañados por la exposición a luz UV, calentamiento por microondas o calor húmedo. Por todo eso, aunque sus envases de plástico no contengan BPA, lo mejor es lavarlos a mano en agua fría y nunca usarlos con alimentos o bebidas calientes. La lección aprendida sobre el BPA es que, una vez que el plástico se ha dañado y comienza a lixiviar, puede continuar lixiviando toxinas incluso cuando se utilice mucho más adelante. Esto es exactamente lo que sucedió con los ratones de laboratorio en los experimentos de la doctora Hunt expuestos anteriormente en el capítulo.

En lugar de cambiar a plástico sin BPA, un mejor enfoque es reemplazar el plástico de su cocina por vidrio, madera, acero inoxidable y cerámica. Esto podría significar la sustitución de todos sus tazones de mezcla, recipientes de almacenamiento y tazas de medición, pero será una buena inversión para su salud y para su fertilidad. Un buen lugar para empezar es con los recipientes de vidrio de almacenamiento de alimentos, ya que hay disponible una amplia gama de recipientes baratos y de buena calidad. Muchas marcas están específicamente diseñadas para resistir el calor, la congelación y los cambios rápidos de temperatura sin romperse. Estos recipientes de vidrio también duran más que el plástico y no absorben manchas u olores de la forma en que puede hacerlo el plástico. Puede preocuparse menos por las tapas de plástico de estos contenedores, ya que rara vez entran en contacto con los alimentos.

Otra forma en que el BPA podría estar entrando en su comida es a través de contenedores de plástico usados en comida para llevar. Procure no comer regularmente comida caliente para llevar que viene en cajas de plástico y busque mejores alternativas. Los estudios también muestran que las personas que comen más frecuentemente alimentos preparados fuera del hogar suelen tener niveles más altos de exposición al BPA. Esto es probablemente porque los restaurantes son menos cautelosos con el BPA en latas y plástico. Por esta razón, trate de preparar un porcentaje mayor de sus comidas en casa con ingredientes frescos.

Otro paso importante para reducir la cantidad de BPA que consume es ser selectivo sobre los alimentos enlatados. El BPA se utiliza a menudo para hacer el revestimiento de las latas, y de allí se lixivia en los alimentos. La cantidad de BPA que se lixivia a menudo es particularmente alta si el alimento es ácido, como frutas o tomates. En Japón, los fabricantes han estado utilizando niveles más bajos de BPA en latas durante varios años, pero los investigadores han encontrado que los alimentos enlatados importados en Japón siguen siendo muy altos en BPA. La mejor opción es cambiar a ingredientes frescos, secos, congelados o envasados en frascos de vidrio.

En la mayoría de los países, otra fuente importante de BPA es el papel térmico utilizado para recibos de papel y billetes. Por lo tanto, es aconsejable manejar los recibos lo menos posible y lavarse las manos después, especialmente antes de comer.

Evitar el BPA conlleva un esfuerzo significativo, pero vale la pena las molestias, dado el probable impacto en nuestra salud reproductiva. Eso no significa que tenga que obsesionarse con eliminar el BPA de su vida; el BPA no es la única causa de los problemas de fertilidad, y la restauración de la fertilidad no es tan simple como evitar el BPA. Pero la reducción de su exposición es una buena estrategia que probablemente ayudará, sobre todo si actualmente tiene un nivel muy alto en su sistema.

En lugar de preocuparse por el BPA en su día a día, el mejor enfoque es hacer un hábito de los cambios simples y fáciles que suponen la mayor diferencia. Si tiene SOP, abortos espontáneos recurrentes o ciclos de FIV fallidos, debe tener especial cuidado, pero de lo contrario su objetivo debería ser simplemente mantener el nivel de BPA de su sistema por debajo del promedio. Esto debería ser suficiente, porque parece que lo que importa más que reducir la exposición BPA a un nivel extremadamente bajo es simplemente asegurarse de que no tiene un nivel muy alto de BPA en su sistema.

Exposición al BPA durante el embarazo

Curiosamente, la recompensa por evitar el BPA no termina cuando se queda embarazada, es también crítico para la salud de su bebé. Los investigadores han sospechado durante mucho tiempo que un feto en desarrollo es particularmente vulnerable a los efectos tóxicos del BPA. Se ha demostrado que el BPA atraviesa la placenta desde el torrente sanguíneo de la madre hasta el bebé, y se ha encontrado BPA tanto en el líquido amniótico como en el feto durante el embarazo. De hecho, un feto puede estar expuesto a niveles mucho más altos que la madre embarazada, ya que es incapaz de metabolizar el BPA en compuestos inocuos.

Un gran número de estudios han sugerido un vínculo entre la exposición a BPA durante el embarazo y una variedad de consecuencias a largo plazo para la salud, en particular para el desarrollo del cerebro y el sistema reproductivo. En un estudio de este tipo, la exposición prenatal se asoció con anomalías de comportamiento en niños pequeños. Aunque todavía no se sabe exactamente qué riesgos presenta el BPA durante el embarazo, el hábito de limitar su exposición tiene la doble ventaja de proteger su fertilidad y proteger a su bebé cuando se queda embarazada.

Medidas de acción
Plan básico, intermedio y *avanzado*

* Nunca es demasiado pronto para comenzar a reducir su exposición al BPA y ayudar a su futura fertilidad.

- Reduzca su exposición:
  › Evitando los alimentos enlatados.
  › Sustituyendo contenedores de plástico en su cocina con contenedores de vidrio.
  › Tenga cuidado al usar el plástico (incluso si dice "libre de BPA"), lavándolo a mano en lugar de en el lavavajillas, y no lo use con comida o bebida caliente ni en el microondas.
  › Manejando los recibos de papel lo menos posible y lavándose las manos después.

- También es importante seguir estos pasos para limitar su exposición al BPA cuando esté embarazada, para proteger a su bebé en crecimiento.

CAPÍTULO 3

Ftalatos y otras toxinas

EL BPA ES, por desgracia, tan solo un ejemplo de cómo los productos químicos que actúan como disruptores endocrinos pueden interponerse en el camino de su capacidad para quedar embarazada. Otro tipo de toxina que puede afectar la calidad de los óvulos y la fertilidad es un grupo de productos químicos conocidos como ftalatos (se pronuncia "talatos").

Los ftalatos son ampliamente utilizados en plástico blando, vinilo, productos de limpieza, esmalte de uñas y fragancias. Al igual que el BPA, estos productos químicos pueden comprometer la actividad de las hormonas que son cruciales para la fertilidad. Pero puede prevenir este ataque a su fertilidad aprendiendo dónde puede haber ftalatos al acecho en su hogar y cómo elegir alternativas más seguras, dándose a sí misma la mejor oportunidad de quedar embarazada y tener un bebé sano.

Los ftalatos están en todas partes

Durante décadas, los científicos han sabido que los ftalatos pueden alterar los niveles y la actividad de las hormonas en el cuerpo. Los ftalatos son reconocidos oficialmente como una toxina reproductiva en la Unión Europea, y el gobierno de los Estados Unidos ha reconocido recientemente que los ftalatos son disruptores endocrinos.

Como resultado de estos conocidos efectos tóxicos, ciertos ftalatos han sido prohibidos en los juguetes infantiles en Europa desde 1999 y en los Estados Unidos desde 2008. También existen prohibiciones similares en Brasil, Canadá y Australia. Como dijo la Comisión Europea en 1999, la prohibición tenía por objeto "proteger a los más jóvenes y vulnerables entre nosotros. Recibimos el asesoramiento científico de que los ftalatos representan un serio riesgo para la salud humana".

Sin embargo, si los ftalatos representan un riesgo grave para la salud humana, ¿por qué no se ha tomado ninguna medida para prohibir los ftalatos en productos distintos de los juguetes? Si no hay duda de que los ftalatos son tóxicos para los bebés y los niños pequeños, ¿por qué se presta poca atención a los posibles efectos tóxicos antes y durante el embarazo?

En palabras de una destacada investigadora en el campo, la Dra. Shanna Swan: «Creo que es importante eliminar estos ftalatos de los juguetes de los niños... Pero no lo haría a expensas de la eliminación de los ftalatos en los productos a los que están expuestas las mujeres embarazadas. Porque ese es el objetivo más crítico para los ftalatos».

Es evidente que no está funcionando ninguna regulación existente, porque se han detectado las formas biológicamente activas de ftalatos en el 95% de las mujeres embarazadas. Este hallazgo no es tan sorprendente, dado que los ftalatos son ampliamente utilizados en todo, desde suavizantes de telas hasta recipientes de alimentos y perfumes. Como consecuencia, se pueden encontrar estos productos químicos en el torrente sanguíneo de la gran mayoría de las personas sometidas a pruebas en los Estados Unidos, Europa y Asia.

El hecho de que casi todas las mujeres estén expuestas a ftalatos durante el embarazo es motivo de gran preocupación, porque hay pruebas sólidas de que unos niveles altos de estos productos químicos pueden afectar negativamente a un feto en desarrollo. Los efectos probables de los ftalatos en un feto durante el embarazo son razón suficiente para comenzar a eliminar los ftalatos de su hogar ahora, con el fin de proteger a su bebé en crecimiento cuando quede embarazada. También están surgiendo evidencias de que los niveles altos de ftalatos pueden contribuir a la mala calidad de los óvulos y, por lo tanto, a la infertilidad.

Ftalatos y fertilidad

Todavía hay muchas incógnitas cuando se trata del impacto preciso de los ftalatos sobre la fertilidad, por lo que se podría argumentar que la necesidad de limitar su exposición a los ftalatos al tratar de concebir no está probada. Sin embargo, tampoco hay pruebas de que los ftalatos sean seguros, y la poca evidencia que tenemos sobre los efectos de los ftalatos es muy preocupante. Cuando se trata del impacto de los ftalatos en la salud y la fertilidad, la población humana participa actualmente en un gran experimento sin ni siquiera saberlo.

La evidencia actual sobre el impacto de los ftalatos en la fertilidad se basa en una colección de estudios individuales en los que cada uno cuenta una pequeña parte de la historia, en lugar de los estudios humanos a gran escala necesarios para demostrar un impacto definitivo sobre la fertilidad humana. Sin embargo, cuando se agrupa la investigación actual, todo ello crea una imagen que es motivo de preocupación.

La primera evidencia de que los ftalatos podrían afectar la fertilidad provino de estudios que demostraron que altas dosis de ftalatos interfirieron con la fertilidad en animales de laboratorio. En uno de los primeros estudios, las ratas que recibieron altas dosis de un ftalato concreto simplemente dejaron de ovular. El ftalato utilizado en este estudio, llamado DEHP, es el tipo más comúnmente encontrado en plástico blando y flexible, por lo que este descubrimiento fue bastante inquietante.

Gradualmente, los hallazgos iniciales sobre el impacto de altas dosis en animales se extendieron para mostrar que diferentes ftalatos tienen efectos perjudiciales en el sistema reproductivo humano, incluso a dosis muy bajas. Numerosas investigaciones en animales muestran cambios biológicos básicos que probablemente ocurren en el cuerpo humano, unos cambios que son malas noticias para usted si está intentando tener un bebé.

La mayoría de los estudios sobre los efectos nocivos de los ftalatos se han centrado realmente en la fertilidad masculina, como resultado de la investigación de hace 20 años que muestra daño testicular en ratas recién nacidas. Esta investigación temprana sobre ratas desencadenó varios estudios en humanos, lo que produjo pruebas sustanciales de que la exposición a ftalatos afecta significativamente la calidad del esperma, incluso a dosis bajas.

Aunque los ftalatos pueden dañar los espermatozoides de varias formas distintas, la evidencia más clara indica que los ftalatos reducen la calidad del esperma al alterar los niveles hormonales y causar estrés oxidativo. Si bien la calidad del esperma ha sido durante mucho tiempo el centro de atención de la investigación sobre los efectos de los ftalatos mientras se descuidaba la fertilidad femenina, ahora las últimas investigaciones indican que los ftalatos dañan el desarrollo de los óvulos de la misma manera.

¿Qué pasa con los óvulos expuestos a ftalatos?

Si está tratando de concebir naturalmente o a través de la fertilización in vitro, la capacidad de los folículos ováricos para crecer y del óvulo para madurar adecuadamente en su interior es fundamental para la fertilidad. En un ciclo de ovulación normal, un folículo ovárico madura completamente y el óvulo de su interior estalla en el momento de la ovulación. En un ciclo de FIV exitoso, la medicación estimula una docena o más de óvulos para que maduren a la vez.

Lamentablemente, los investigadores han encontrado sistemáticamente que los ftalatos interfieren significativamente con el crecimiento de los folículos ováricos de una gran variedad de animales. Parte del motivo es que los ftalatos disminuyen la producción de estrógeno para los folículos, y el estrógeno es uno de los principales impulsores del crecimiento del folículo y el desarrollo del óvulo en los animales y los seres humanos por igual.

La capacidad de los ftalatos para disminuir de manera similar la producción de estrógenos en las células del folículo humano fue detectado por primera vez por investigadores en Alemania, quienes estudiaron las células que rodean cada óvulo de las mujeres sometidas a FIV (los óvulos obtenidos en un ciclo de FIV eran demasiado valiosos para experimentar, pero los óvulos que están naturalmente rodeados por una capa de células que no son necesarios para el resto del ciclo de FIV).

Los investigadores hicieron crecer esas células en el laboratorio con varias concentraciones de un ftalato, MEHP (se trata de un compuesto producido en el cuerpo después de la exposición a ese ftalato omnipresente en el plástico, el DEHP). Se descubrió que, incluso a dosis bajas, la exposición a ftalatos suprimía la producción de estrógeno por parte de las células foliculares, lo que se esperaba que suprimiera el crecimiento del folículo.

Los estudios de laboratorio también demostraron que la exposición a los ftalatos durante el tiempo de maduración de los óvulos interfería drásticamente con el desarrollo del óvulo y la capacidad de fertilización de los óvulos. Otros estudios han sugerido que el impacto de los ftalatos en el desarrollo de los óvulos se debe, al menos en parte, a una reducción en la actividad de los genes. Más específicamente, los ftalatos parecen tener un impacto negativo en los genes que impulsan la meiosis y la división celular, esenciales para el desarrollo del óvulo.

Pero el efecto de los ftalatos no termina con comprometer la capacidad de los óvulos para madurar adecuadamente. El siguiente paso crítico antes del embarazo, la supervivencia del embrión, también podría verse afectado. Esta es una etapa de la concepción en la que probablemente no ha pensado mucho, a menos que haya pasado por un ciclo de FIV en el que sus embriones fertilizados no llegaron a la marca de los cinco días. Desafortunadamente, esto no es raro, en un ciclo típico de FIV, muchos embriones no sobreviven a los primeros días antes de ser transferidos al útero. La supervivencia del embrión también es crítica cuando se trata de concebir naturalmente.

Cuando los óvulos y embriones de animales están expuestos a ftalatos en un laboratorio, existe un claro efecto negativo en la supervivencia del embrión. Menos embriones sobreviven a la etapa de blastocisto y, a dosis altas, los embriones no sobreviven. Pero esta investigación es solo preliminar y aún no sabemos si sucede lo mismo en los seres humanos con las dosis a las que normalmente estamos expuestos en la vida cotidiana.

Lo que sí sabemos es que los ftalatos causan otro efecto biológico específico en los seres humanos que es muy preocupante para la fertilidad. Concretamente, varios estudios poblacionales han informado ahora de un vínculo entre la exposición a ftalatos y el aumento de los niveles de estrés oxidativo en el cuerpo.

El estrés oxidativo se produce cuando una célula produce más moléculas de oxígeno reactivas (comúnmente conocidas como radicales libres u oxidantes) de las que puede manejar. Los antioxidantes dentro de la célula normalmente mantienen estas moléculas reactivas bajo control, pero si no logran mantenerlas a raya, las moléculas reactivas pueden dañar la célula. Este estado se llama estrés oxidativo.

El estrés oxidativo hace que los folículos ováricos mueran, y se ha relacionado con la disminución de la fertilidad vinculada a la edad, la endometriosis y la infertilidad inexplicada. Los estudios han demostrado que la exposición a los ftalatos puede ser un factor que contribuye al estrés oxidativo en el desarrollo de los óvulos y, por lo tanto, contribuyen a la infertilidad.

En el estudio humano más grande que se ha hecho sobre los ftalatos y el estrés oxidativo, los investigadores encontraron que las personas con niveles más altos de varios ftalatos tendían a tener niveles más altos de inflamación y estrés oxidativo. Este tipo de estudio con una población tan grande solo puede establecer un vínculo, no una relación de causa y efecto. Pero es ahí donde los estudios en animales y en laboratorio son útiles, porque muestran a nivel molecular que los ftalatos causan estrés oxidativo en diversas células, incluyendo óvulos.

Los científicos han encontrado que los ftalatos causan estrés oxidativo al interferir con las enzimas antioxidantes. Estas enzimas son un tipo de sistema de defensa que sirve para proteger las células del daño por oxidantes.

Los primeros estudios encontraron que un determinado ftalato, el DEHP, altera la actividad de las enzimas antioxidantes en el hígado y en las células que producen espermatozoides, lo que resulta en estrés oxidativo. En 2011 también se demostró que esto ocurre en el desarrollo de óvulos, lo que indica que el estrés oxidativo podría ser responsable de al menos parte del daño causado por los ftalatos. En otras palabras, los ftalatos pueden debilitar los sistemas naturales de defensa antioxidante de los óvulos.

En un estudio realizado por investigadores de Harvard en el que participaron 250 mujeres sometidas a FIV, se encontró que las mujeres con niveles más altos de DEHP tenían menos óvulos recuperados y era significativamente menos probable que quedaran embarazadas. En comparación con las mujeres con los niveles más bajos de ftalato, las personas con los niveles más altos tuvieron un 20% menos de probabilidades de llegar a dar a luz.

Además, la exposición a ftalatos se ha asociado con un mayor riesgo de endometriosis. La endometriosis es una afección poco conocida en la que las células del revestimiento del útero encuentran el camino a otros lugares de la pelvis, causando dolor y alteración de la fertilidad.

A pesar de que aún no se sabe qué causa la endometriosis, los investigadores sospechan que la exposición a ftalatos podría ser uno de los muchos factores que contribuyen. Esto se debe a que la gran mayoría de los estudios que examinan este tema han mostrado niveles significativamente más altos de ftalatos en mujeres con endometriosis que aquellas sin la afección. En uno de los estudios más grandes hasta la fecha, los investigadores de los Institutos Nacionales de Salud (EE. UU.), la Universidad de Utah y varias instituciones más analizaron los niveles de ftalatos en más de 400 mujeres. Encontraron un nivel más alto de seis compuestos diferentes de ftalato en mujeres con endometriosis. En este estudio, los mayores niveles de ftalato se asociaron de hecho con un doble aumento en la tasa de endometriosis.

Esto de ninguna manera sugiere que la reducción de su exposición a los ftalatos mejore o prevenga la endometriosis, simplemente no sabemos lo suficiente para extraer esa conclusión. Pero la investigación sobre una posible conexión entre los ftalatos y la endometriosis sirve como advertencia para todas las mujeres de que los ftalatos podrían estar afectando a nuestros sistemas reproductivos de formas que aún no se entienden.

Aborto espontaneo

Hay una pieza más del rompecabezas que sugiere que los ftalatos pueden ser perjudiciales para la fertilidad. En un pequeño estudio publicado en 2012, las mujeres que tenían niveles más altos de un determinado ftalato en su sistema antes de quedar embarazadas eran mucho más propensas a abortar. Este estudio siguió a un grupo de mujeres que intentaban quedarse embarazadas durante seis meses. Los investigadores midieron las concentraciones del ftalato MEHP y también de la hormona HCG en las mujeres en épocas específicas cada mes. Debido a esta prueba regular de HCG, se detectaron incluso las pérdidas de embarazo muy temprano, incluyendo las que ocurrieron incluso antes de que las mujeres supieran que estaban embarazadas.

Los investigadores descubrieron que los niveles más altos de MEHP antes del embarazo estaban vinculados a una mayor tasa de aborto involuntario. Esto es, de nuevo, tan solo un estudio preliminar, pero añade más razones para ser cauteloso sobre los ftalatos.

Ftalatos durante el embarazo

Aunque la investigación sobre los ftalatos y la fertilidad femenina apenas está comenzando, hay mucha evidencia de que los fetos son particularmente vulnerables a los efectos tóxicos de los ftalatos.

Los estudios sobre cómo los ftalatos pueden dañar un feto en desarrollo durante el embarazo han descubierto tres tendencias preocupantes: un vínculo con el nacimiento prematuro, los efectos sobre los sistemas reproductivos de los bebés y la alteración del desarrollo del cerebro y el comportamiento en la primera infancia.

Empecemos con el parto prematuro. Varios estudios han demostrado un vínculo entre la exposición a los ftalatos durante el embarazo y el parto prematuro. Un estudio mostró que los

mayores niveles de ftalato durante el tercer trimestre se detectaron en mujeres embarazadas que tuvieron un parto prematuro,
en comparación con aquellos embarazos que llegaron a término.
Una hipótesis de cómo los ftalatos podrían aumentar el riesgo
de parto prematuro es que estos productos químicos aumentan
la inflamación, lo que aumenta el riesgo de un parto más temprano. También es plausible que los ftalatos, que sabemos que
alteran los niveles hormonales en los ovarios, contribuyan al
nacimiento prematuro mediante la reducción de los niveles de
estrógeno y progesterona en el útero.

Otro efecto preocupante de los ftalatos durante el embarazo
se describe a veces como "desmasculinización" de los varones.
Uno de los pioneros en este campo es la Dra. Shanna Swan, pro-
fesora de Medicina Preventiva en Nueva York. En 2005 y 2008
publicó los resultados de investigaciones innovadoras que mostraron que las mujeres con niveles más altos de ciertos ftalatos
durante el embarazo tenían más probabilidades de tener bebés
con problemas específicos con sus sistemas reproductivos.

Varios años antes, un efecto similar de los ftalatos durante el
embarazo había sido observado en ratones y ratas por muchos
investigadores diferentes. Un conjunto de cambios característicos en estos animales había llegado incluso a conocerse como
"síndrome de ftalato". Este síndrome incluía un descenso testicular incompleto y varias malformaciones genitales específicas más. Aunque el síndrome del ftalato era objeto de gran
preocupación, nadie sabía realmente las implicaciones para los
seres humanos expuestos a estos mismos productos químicos.

Hubo alguna esperanza de que el síndrome de ftalato se limi-
tara a la exposición a altas dosis y a los animales de laboratorio,

pero la doctora Swan anuló esas esperanzas con una investigación definitiva demostrando que algo similar estaba ocurriendo en las personas y en las dosis a las que muchas mujeres están expuestas diariamente. Como explicó la doctora Swan: «Fuimos los primeros en demostrar un vínculo entre la exposición prenatal al ftalato y el desarrollo reproductivo en los seres humanos».

El consenso entre los científicos que estudian ahora la forma en que los ftalatos interfieren con el desarrollo reproductivo masculino es que los ftalatos suprimen la producción de testosterona en fetos masculinos durante el embarazo. Numerosos estudios en animales han concluido que los ftalatos interfieren con la producción de testosterona en los fetos masculinos, y la testosterona es fundamental para el desarrollo del sistema reproductivo masculino.

Muchos grupos de investigación también han encontrado un fuerte vínculo entre la exposición a los ftalatos durante el embarazo y el desarrollo alterado del cerebro y el comportamiento en los bebés y los niños. Por ejemplo, en un estudio reciente con 319 mujeres embarazadas, los investigadores midieron los niveles de ftalatos en el sistema de cada madre durante el embarazo. Luego, tres años después, los investigadores evaluaron el desarrollo mental y las habilidades motoras de los niños, y observaron cualquier problema de comportamiento.

Los resultados fueron desconcertantes: Los niños cuyas madres tenían niveles más altos de ftalatos en su sistema durante el embarazo obtuvieron puntuaciones significativamente más bajas en las medidas de desarrollo mental, motor y del comportamiento.

Desafortunadamente, este hallazgo no es nuevo. Muchos

otros estudios también habían llegado a la misma conclusión. Los investigadores han planteado la hipótesis de que este impacto en el desarrollo del cerebro podría ser debido a los efectos de los ftalatos en las hormonas tiroideas. Esta teoría es apoyada por la investigación, que demuestra sistemáticamente que los ftalatos interfieren con la función tiroidea, y el papel crítico que desempeña la tiroides en el desarrollo del cerebro, incluso durante el embarazo.

También se ha descubierto que los ftalatos contribuyen a las alergias y el eccema en los niños, y existe un vínculo claro entre vivir en un hogar con pisos de plástico cargados de ftalato y un mayor riesgo de asma en los niños. Los bebés a menudo están expuestos a niveles mucho más altos de ciertos ftalatos porque mastican plástico y absorben a través de su piel ftalatos procedentes de productos para el cuidado del bebé, tales como champús y lociones.

Los investigadores han descubierto que cuantos más productos de cuidado de bebé usan las madres en sus bebés (como champús, lociones y polvos), más ftalatos se encuentran en los sistemas de los bebés.

Afortunadamente, esta exposición de sus óvulos, su feto en desarrollo, y su bebé recién nacido a niveles tóxicos de ftalatos no es inevitable. Puede hacer bastantes cosas sencillas para reducir el nivel de ftalatos en su cuerpo y en su hogar.

Reduzca su exposición a los ftalatos

El primer lugar para mirar cuando se trata de eliminar los ftalatos de su hogar es su cuarto de baño. Los cosméticos y productos para el cuidado personal, tales como laca para el cabello, lociones, fragancias y esmaltes de uñas a menudo tienen niveles muy altos de ftalatos. Estos productos químicos pueden ser absorbidos a través de la piel si son lociones, o inhalados de los productos que se rocían en el aire. Los ftalatos se pueden encontrar en casi cualquier cosa perfumada. Como resultado, no es de extrañar que las mujeres tengan normalmente niveles más altos que los hombres de los tipos de ftalatos utilizados en cosméticos y productos de cuidado personal.

El esmalte de uñas a menudo tiene una mayor concentración de ftalatos que cualquier otro producto cosmético. Esta es razón suficiente para dejar de usar esmalte de uñas al intentar concebir. El esmalte de uñas también contiene frecuentemente otras sustancias químicas desagradables como formaldehído y tolueno, los cuales se han relacionado con la reducción de la fertilidad y el aumento del riesgo de aborto involuntario. Muchos estudios de todo el mundo han concluido que las mujeres expuestas al formaldehído a diario a través de su lugar de trabajo (salones de uñas, hospitales y laboratorios) tienen más del doble de posibilidades de aborto espontáneo.

Las compañías principales de esmalte de uñas de los Estados Unidos acordaron recientemente eliminar de sus productos este "trío tóxico" de formaldehído, tolueno y el ftalato DBP. Sin embargo, en 2012 la agencia ambiental del estado de California (EE. UU.) descubrió que muchos de estos productos para uñas que dicen ser más seguros todavía contenían uno o más de estos productos químicos peligrosos, a veces en niveles muy altos.

Comprar un esmalte de uñas etiquetado como "libre de ftalatos" es una opción más segura que las formulaciones tradicionales, pero al final es posible que no podamos confiar en lo que dicen los fabricantes. Si usted no puede separarse del esmalte de uñas tradicional, el peligro se puede minimizar asegurando una buena ventilación durante su manicura.

A veces puede ver ftalatos listados en los ingredientes de lociones y otros productos cosméticos, pero los ftalatos a menudo están presentes sin ser identificados en ninguna parte de la etiqueta. Las empresas están autorizadas a hacerlo porque los fabricantes no están obligados a identificar los ingredientes individuales en las fragancias. Cada vez que vea la palabra "fragancia" en una lista de ingredientes, puede asumir que el producto probablemente contiene ftalatos.

Si usted usa perfume todos los días, es probable que sea otra de las principales fuentes de ftalatos tóxicos en su cuerpo. Los estudios han encontrado que las mujeres que usan perfume pueden tener el doble de la concentración de algunos ftalatos en su sistema. Los perfumes son también un cóctel de docenas de otros productos químicos que potencialmente pueden causar alergias e interrumpir las hormonas, muchos de los cuales nunca han sido probados para confirmar su seguridad. Si no puede renunciar a la fragancia por completo, considere la posibilidad de cambiar a fragancias naturales o lociones para el cuerpo perfumadas únicamente con aceites esenciales naturales.

Otro lugar para buscar los ftalatos es cualquier cosa hecha de plástico suave, como el PVC (cloruro de polivinilo), a menudo llamado vinilo. Este tipo de plástico se utiliza para hacer cortinas de ducha, impermeables, tapetes para yoga, material escolar, colchonetas y bolsas de maquillaje. De hecho, si un producto de plástico es flexible, probablemente contiene ftalatos, a menos que la etiqueta especifique lo contrario. A partir de estos productos, los ftalatos pueden liberarse en el aire e inhalarse o liberarse en los alimentos.

Debido a que los ftalatos se encuentran en tantos productos, la reducción de la cantidad a la que se expone puede parecer un proyecto abrumador. Pero una manera fácil de comenzar es quitar a algunos de los peores delincuentes de su hogar y después, con el tiempo, substituir otros productos cargados con ftalatos según lo necesite. Por ejemplo, puede decidir dejar de usar ambientadores, esmalte de uñas y perfume. Este es un primer paso particularmente potente, porque estos productos son típicamente más altos en ftalatos tóxicos.

También puede cambiar a detergentes para ropa, suavizante de telas y productos de limpieza que se fabrican con ingredientes naturales a base de plantas o que son al menos "libres de fragancia". Esos sencillos pasos podrían suponer una enorme diferencia en su nivel de exposición a ftalatos.

Si desea dar el siguiente paso, podría reemplazar sus productos de cuidado del cabello y cuidado de la piel con productos libres de fragancia o aquellos específicamente etiquetados como "sin ftalatos".

El producto de cuidado de la piel más importante que puede reemplazar es probablemente su loción para el cuerpo, ya que se aplica sobre una superficie mayor, por lo que es probable que absorba más productos químicos a través de su piel.

También puede considerar la posibilidad de reemplazar su cortina de ducha de vinilo por una de nylon, algodón o poliéster, y la sustitución de su tapete para yoga por uno etiquetado "libre de PVC" (Gaiam es una de las empresas que fabrican estas alfombras de yoga menos tóxicas).

El último paso en su programa para reducir los ftalatos en su hogar puede ser limitar la cantidad de alimentos envasados y procesados que compra. Los alimentos son en realidad una fuente importante de ftalatos, porque los ftalatos entran en la cadena alimentaria en cada etapa, desde el cultivo de ganado y la fumigación de pesticidas en frutas y verduras hasta el procesamiento, envasado y preparación comercial de los alimentos. De hecho, Japón prohibió los guantes de vinilo para la preparación de alimentos debido a la preocupación por la contaminación por ftalatos, pero los alimentos pueden contaminarse con plásticos de otras fuentes.

No hay manera infalible de escapar de los ftalatos en los alimentos, pero la mejor estrategia es evitar los alimentos altamente procesados, evitar los alimentos envasados o almacenados en plástico, y elegir frutas y vegetales orgánicos si es posible.

Cuando cinco familias de San Francisco recibieron una dieta aplicando estrictamente esta estrategia durante varios días, sus niveles de ciertos metabolitos de ftalato disminuyeron en más del 50%. Estas familias tenían comidas preparadas para ellos casi exclusivamente con ingredientes frescos y orgánicos. Las comidas también se prepararon y se almacenaron sin utensilios o recipientes de plástico, y a los participantes solo se les permitió tomar café hecho en una prensa francesa o por goteo de cerámica, en lugar de una máquina de café con piezas de plástico en su interior. Puede que no sea práctico seguir estas reglas todos los días, pero este estudio sugiere que cualquier reducción de los alimentos envasados en favor de la carne y demás productos orgánicos es probable que ayuden a reducir los niveles de ftalatos, además de tener muchos otros beneficios nutricionales.

La elección de las frutas y hortalizas cultivadas sin productos químicos es una manera particularmente poderosa de reducir la exposición a toxinas, porque al hacerlo evita los ftalatos y muchas otras sustancias químicas disruptoras de hormonas que se encuentran en los pesticidas. (Los ftalatos se han utilizado durante mucho tiempo como disolventes en los plaguicidas, aunque muchos ftalatos específicos han sido prohibidos para su uso en plaguicidas en muchos países).

Evitar los alimentos envasados en plástico transparente es otro gran paso, porque los envases tipo "concha" y los blísteres se fabrican a menudo con PVC cargado de ftalato. Aunque la mayoría de las botellas de plástico usadas para agua, soda y condimentos están hechas de un tipo de plástico llamado PET o PETE, que en teoría no se fabrica usando ftalatos, los investigadores han encontrado sistemáticamente que el agua envasada en estas botellas de plástico contiene niveles de ftalato mucho más altos que el agua envasada en botellas de vidrio, tal vez por contaminación durante el reciclaje del plástico.

Es difícil evitar completamente la compra de alimentos y bebidas envasados en plástico, pero siempre que tenga la opción entre el vidrio y el plástico, elija el vidrio y busque oportunidades para reemplazar los alimentos envasados con plástico cuando pueda.

Depende de usted decidir qué cambios son más fáciles de hacer y cuán cuidadoso desea ser. Cualquiera de estos pasos ayudará y no solo reducirá su exposición a los ftalatos, sino que probablemente también reducirá su exposición a una serie de productos químicos potencialmente tóxicos. Esto se debe a que los plásticos hechos de PVC pueden lixiviar plomo y cadmio, mientras que los cosméticos que contienen ftalatos a menudo también contienen otros productos químicos nocivos como los parabenos.

En un estudio reciente, investigadores de la Universidad de Harvard sugirieron que el propilparabeno, un ingrediente cosmético común, está relacionado con una disminución de la reserva ovárica. Las empresas de cosméticos que se toman la molestia de eliminar los ftalatos de sus productos son también más propensas a permanecer lejos de estos otros productos químicos nocivos.

Al dar todos estos pasos para minimizar la exposición a ftalatos mientras intenta concebir obtendrá el beneficio añadido de reducir los niveles de ftalato en su hogar cuando se quede embarazada y protegerá a su bebé nonato de la multitud de riesgos para la salud que plantea la exposición al ftalato en el útero y durante la primera infancia. Sin embargo, la preparación para traer a su bebé a casa planteará un desafío adicional en lo que se refiere a evitar los ftalatos, porque los productos para bebés son una fuente sorprendente de ftalatos tóxicos.

Además de todos los champús y lociones para bebés perfumados que contienen ftalatos, casi todas las empresas que fabrican colchones para cunas, almohadillas de colchón y almohadillas de cambio usan el PVC como capa impermeable, a pesar de los conocidos peligros para la salud. Muchas compañías también empaquetan ropa de bebé, sábanas y mantas en este plástico, permitiendo que estos productos químicos desagradables entren en la tela.

El hecho de que los ftalatos estén prohibidos en los juguetes de los niños, pero sean ampliamente utilizados en productos para bebés es desconcertante y esperamos que cambie pronto.

El mundo también está lleno de muchas otras toxinas, pero en general sabemos muy poco acerca de cómo afectan la fertilidad. Hay pruebas claras de que el BPA y los ftalatos tienen el potencial de alterar las hormonas y, por lo tanto, comprometer la fertilidad y el desarrollo en la primera infancia. Desafortunadamente, se sospecha que muchas otras toxinas presentes en nuestro medio ambiente hacen lo mismo, pero la investigación sobre cómo estas otras toxinas afectan la fertilidad apenas está comenzando.

Si desea ser especialmente cauteloso y minimizar la exposición a otros disruptores hormonales conocidos, el mejor lugar para comenzar es la "sucia docena" de disruptores endocrinos que ha preparado un grupo sin fines de lucro de los EE. UU. Además de BPA y ftalatos, esta lista contiene otras diez toxinas comunes que se pueden evitar de formas sorprendentemente simples:

Dioxina: Elija carne y productos lácteos bajos en grasa y utilice aceite de oliva en lugar de mantequilla.

Atrazina: Compre frutas y verduras orgánicas y utilice un filtro de agua certificado para eliminar la atrazina (consulte la Guía de compra del filtro de agua del Grupo de Trabajo Ambiental).

Perclorato: Aunque es difícil de evitar, puede reducir al mínimo su potencial para interrumpir las hormonas tiroideas al conseguir suficiente yodo en su dieta con la sal yodada.

Retardadores de fuego: Ventile su casa y aspire con regularidad con un filtro de aire de alta eficiencia.

Plomo: Compre un filtro de agua certificado para quitar plomo, y quítese los zapatos en la puerta de su casa.

Arsénico: Utilice un filtro de agua certificado para eliminar el arsénico.

Mercurio: Elija pescado bajo en mercurio y tenga cuidado con las nuevas bombillas fluorescentes compactas. Si se caen y se rompen, estos bulbos liberan vapores de mercurio en el aire.

Productos químicos perfluorados (PFC): Utilice utensilios de cocina de acero inoxidable y de hierro fundido en lugar de recipientes antiadherentes.

Plaguicidas con organofosfato: Compre frutas y verduras orgánicas si puede, o elija variedades menos propensas a estar contaminadas con altos niveles de plaguicidas, normalmente aquellas con una cáscara externa protectora, como piña, mango, kiwi, maíz, repollo y aguacate.

Éteres de glicol: Evite los productos químicos de limpieza y use productos de limpieza con ingredientes naturales.

Además, están surgiendo nuevas evidencias de que un grupo de sustancias químicas llamadas compuestos de amonio cuaternario pueden representar una seria amenaza para la fertilidad al aumentar drásticamente el riesgo de defectos de nacimiento. Estos productos químicos se utilizan en muchos aerosoles desinfectantes y toallitas. Mientras que el peligro de los compuestos de amonio cuaternario apenas está comenzando a salir a la luz, la investigación en esta área acentúa aún más la necesidad de elegir los productos domésticos naturales y no tóxicos, en lugar de jugar al azar con las docenas de productos químicos no probados encontrados en productos convencionales.

Como explicó la doctora Swan: «Creo que ahora tenemos muchos datos que sugieren que las sustancias químicas ambientales pueden reducir y reducen de hecho el conteo de espermatozoides, afectan al tiempo de concepción y aumentan la pérdida fetal en el embarazo temprano. ¿Necesitamos más estudios? Sí, por supuesto. Pero ¿tenemos suficiente información para actuar en base a los estudios que tenemos? Yo digo que sí».

Medidas de acción
Plan básico, intermedio y avanzado

- Reduzca la exposición a los ftalatos de los cosméticos mediante la sustitución de los productos para el cuidado del cabello y el cuidado de la piel por los que se etiquetan como libres de fragancia o, mejor aún, sin ftalatos.

- Trate de evitar el uso de perfume, aerosol para el cabello y esmalte de uñas.

- Busque productos de limpieza y de lavandería que estén basados en plantas, sin fragancia o sin ftalatos.

- Considere si hay algo en su casa hecho de plástico suave y flexible, como vinilo o PVC, que pueda ser reemplazado por una alternativa más segura.

- Reduzca su exposición a ftalatos de los alimentos escogiendo alimentos frescos y sin procesar y minimizando en general el contacto con el plástico.

CAPÍTULO 4

Obstáculos inesperados en la fertilidad

SI TIENE PROBLEMAS para concebir o ha tenido uno o más abortos involuntarios, debe pedirle a su médico que le haga una prueba para detectar varias enfermedades fácilmente tratables que a menudo no se toman en cuenta: deficiencia de vitamina D, tiroides insuficiente y enfermedad celíaca. No todos los doctores piensan en una prueba para estas afecciones a menos que usted lo pida, pero cada afección tiene un vínculo sorprendentemente fuerte con la infertilidad y el aborto involuntario. Cualquiera de estos factores podría ser el eslabón perdido en su plan de tratamiento y, una vez corregido, le dará una oportunidad mejor de conseguir un embarazo saludable.

Factor sorpresa 1: Vitamina D

En la última década, la vitamina D se ha convertido en un área de interés en la investigación. Los bajos niveles de vitamina

D han sido relacionados con una amplia variedad de enfermedades, incluyendo diabetes, cáncer, obesidad, esclerosis múltiple y artritis. Aunque la investigación sobre el papel de la vitamina D y la fertilidad apenas ha comenzado y es algo inconsistente, varios estudios indican que los niveles bajos de vitamina D pueden afectar negativamente la fertilidad.

En uno de los estudios más convincentes, publicado en 2012, investigadores del estado de California (EE. UU.) midieron los niveles de vitamina D en casi 200 mujeres sometidas a FIV. Entre las mujeres caucásicas del grupo, las probabilidades de embarazo fueron cuatro veces más altas para las mujeres con niveles altos de vitamina D en comparación con aquellas que presentaban una deficiencia de vitamina D. Esta tendencia no se observó en las mujeres de origen asiático, pero esto pudo deberse al pequeño tamaño del estudio.

El vínculo entre tasas de embarazo más altas y niveles altos de vitamina D también se observó en un estudio anterior similar realizado en Turquía. Ese estudio encontró que en el grupo de mujeres con los niveles más altos de vitamina D, el 47% se quedó embarazada, mientras que entre las mujeres con bajos niveles de vitamina D, la tasa de embarazo fue de solo el 20%. Otro estudio más reciente de FIV reveló una mayor tasa de fertilización e implantación en un grupo de mujeres con niveles más altos de vitamina D.

Todavía no se sabe cómo está involucrada la vitamina D en la fertilidad, pero los investigadores sospechan que una de las maneras en que puede mejorar la fertilidad es haciendo que el revestimiento uterino sea más receptivo al embarazo. La investigación también indica que la vitamina D desempeña un papel en la producción hormonal, incluyendo la producción de hormonas que controlan la reproducción. Específicamente, algunos científicos piensan que la deficiencia de vitamina D puede contribuir a la infertilidad al interrumpir el sistema de estrógenos y también reducir la producción de hormona antimülleriana (AMH), que participa en el crecimiento de los folículos ováricos. Otra pista interesante sobre el papel de la vitamina D en la fertilidad es el descubrimiento de que hay receptores específicos para la vitamina D en las células de los ovarios y el útero.

Es probable que los suplementos de vitamina D solo mejoren la fertilidad si se tiene realmente una deficiencia, pero esta deficiencia es sorprendentemente común, especialmente en invierno. En Brasil aproximadamente el 40% de las personas son deficientes en vitamina D en verano y el 75% son deficientes durante el invierno. Esto se debe a que, aunque obtenemos pequeñas cantidades en los alimentos (especialmente mariscos), la gran mayoría de la vitamina D en el cuerpo se produce después de que la piel se exponga a la luz solar. De hecho, se cree que la disminución de las tasas de fecundidad durante el invierno se debe a una reducción de los niveles de vitamina D.

Mientras esperamos más investigación para aclarar la aportación exacta de los suplementos de vitamina D en el tratamiento de la infertilidad, si usted está teniendo dificultades para concebir, probablemente sea una buena idea pedirle a su médico que evalúe sus niveles de vitamina D.

Si tiene una deficiencia, esta se puede corregir fácilmente con un suplemento diario. Muchos médicos recomendarán al menos 2,000 unidades internacionales (UI) de vitamina D por día, pero debe seguir la recomendación de su médico en cuanto a la dosis específica que tendrá que tomar.

Independientemente de la dosis, para obtener el mayor beneficio de un suplemento de vitamina D es importante elegir uno que esté formulado en una cápsula de aceite en lugar de una tableta sólida, y tomarlo con una comida que contenga algo de grasa. Ambas medidas mejoran significativamente la absorción de la vitamina D porque es una vitamina liposoluble.

Por otra parte, puede aumentar sus niveles de vitamina D naturalmente pasando más tiempo fuera al sol, aunque esto es difícil en los meses de invierno y el daño solar para la piel sigue siendo una fuente de preocupación. También puede obtener algo de vitamina D de alimentos como pescado, huevos y leche fortificada, pero probablemente no será capaz de corregir una deficiencia solo con fuentes de alimentos. Si tiene una deficiencia de vitamina D, un suplemento puede ser la mejor manera de mejorar sus posibilidades de quedar embarazada.

Factor sorpresa 2: Hipotiroidismo

Si ha estado luchando contra la infertilidad o los abortos espontáneos, también debe pedirle a su médico que verifique sus niveles de hormona tiroidea y anticuerpos. Incluso las alteraciones muy leves de la tiroides pueden aumentar drásticamente el riesgo de aborto espontáneo. Además, el hipotiroidismo (tiroides hipoactiva) es común en mujeres con insuficiencia ovárica prematura, infertilidad inexplicada y trastornos de la ovulación.

El vínculo entre el aborto espontáneo y los trastornos tiroideos fue descubierto por accidente hace más de 20 años. El proyecto de investigación que descubrió el vínculo fue diseñado originalmente para entender por qué algunas mujeres desarrollan trastornos tiroideos después de dar a luz. Para investigar esto, más de 500 mujeres de Nueva York fueron examinadas para detectar hormonas tiroideas y anticuerpos tiroideos en el primer trimestre del embarazo. Los anticuerpos tiroideos se midieron porque su presencia es un signo de que el sistema inmunológico está preparando un ataque a la tiroides, que es la causa más común de hipotiroidismo.

Cuando este estudio se desarrolló, los investigadores notaron un alto número de abortos espontáneos en las mujeres que dieron positivo para los anticuerpos tiroideos. Los investigadores decidieron mirar las tasas de aborto espontáneo más de cerca y descubrieron que la tasa de aborto involuntario era el doble en las mujeres con anticuerpos tiroideos. Este hallazgo fue tan inesperado que los investigadores no estaban seguros de si los resultados mostraban un vínculo real o simplemente reflejaban una casualidad estadística.

En los 20 años transcurridos desde esa investigación inicial, docenas de estudios han confirmado que tener un trastorno autoinmune de la tiroides aumenta significativamente el riesgo de aborto espontáneo. En un estudio grande en Pakistán publicado en 2006, la tasa de aborto espontáneo fue incluso mayor que la que sugerían los estudios anteriores: el 36% en las mujeres dieron positivo en una prueba de anticuerpos contra la tiroides, en comparación con solo el 1.8% para aquellas sin anticuerpos tiroideos.

Las afecciones de la tiroides son también extremadamente comunes en las mujeres con aborto espontáneo recurrente, que normalmente se define como las mujeres que han perdido tres o más embarazos. Los anticuerpos tiroideos están presentes en más de un tercio de las mujeres con aborto recurrente, en comparación con el 7-13% de las mujeres sin antecedentes de aborto espontáneo.

Los médicos no están completamente seguros de por qué los anticuerpos tiroideos representan un problema en el embarazo temprano. Uno de los hechos más desconcertantes es que tener anticuerpos contra la tiroides aumenta significativamente el riesgo de aborto espontáneo, incluso cuando la tiroides sigue funcionando bien y los niveles de hormona tiroidea son básicamente normales. En estos casos, los investigadores creen que los anticuerpos tiroideos pueden contribuir al riesgo de aborto reduciendo la capacidad de la tiroides para aumentar la demanda de producir hormonas adicionales durante el embarazo. Es decir, incluso cuando la tiroides está funcionando normalmente antes del embarazo, la autoinmunidad tiroidea puede resultar en una pequeña disminución en la capacidad de la tiroides para funcionar, lo que puede ser muy perjudicial en el inicio del embarazo.

A pesar de que los anticuerpos tiroideos aumentan las tasas de abortos espontáneos en las mujeres sin ninguna disminución evidente de la función tiroidea, la tasa de aborto espontáneo es especialmente alta cuando las pruebas muestran que, además de los anticuerpos tiroideos, los niveles hormonales son anormales porque la tiroides está luchando para mantenerse al día. Los investigadores han encontrado que la tasa de aborto espontáneo es 69% más alta en mujeres con una glándula tiroides claramente insuficiente y con desequilibrios hormonales.

Esto, créanlo o no, es una buena noticia, porque un vínculo firme entre la interrupción de las hormonas tiroideas y el aborto involuntario implica que la corrección de los niveles de la hormona tiroidea también puede ayudar a prevenir el aborto involuntario. Tal como esperamos, la investigación inicial muestra que el tratamiento con hormonas tiroideas es increíblemente eficaz para reducir las tasas de aborto involuntario. Por ejemplo, un estudio realizado en Italia, con mujeres con anticuerpos tiroideos sin tratar tuvieron una tasa de aborto de 13.8% en comparación con el 2.4% en mujeres sin problemas de tiroides. Pero cuando las mujeres con anticuerpos tiroideos recibieron tratamientos con hormonas tiroideas durante el embarazo, la tasa de aborto disminuyó a solo el 3.5%, mucho más baja que la de las mujeres no tratadas, y se aproximó a la de las mujeres sin problemas de tiroides. Estos resultados positivos se han visto en varios estudios más, proporcionando una fuerte evidencia de que el tratamiento del hipotiroidismo puede marcar una diferencia significativa en las tasas de aborto involuntario.

Los trastornos de la tiroides, sin embargo, no solo se relacionan con el aborto involuntario, también son muy comunes en las mujeres con infertilidad inexplicable, trastornos de la ovulación e insuficiencia ovárica prematura.

La insuficiencia ovárica prematura es una afección en la que el número y la calidad de los óvulos limitan gravemente la fertilidad. La FIV es a menudo el único camino para quedar embarazada en las mujeres con este diagnóstico, e incluso entonces las tasas de éxito son muy bajas. Los ciclos se cancelan a menudo porque no crecen y maduran suficientes óvulos en respuesta a la medicación de estimulación. La insuficiencia ovárica prematura es poco conocida, pero un factor que ha surgido recientemente es el vínculo con los trastornos de la tiroides.

Se ha hecho evidente que, incluso una reducción muy leve en la actividad de la tiroides, una afección llamada hipotiroidismo subclínico, podría ser un factor importante en la insuficiencia ovárica prematura. En estudios recientes, aunque solo se encontró que el 4% de las mujeres sanas tenían hipotiroidismo subclínico, la tasa aumentó al 15% de las mujeres con infertilidad ovulatoria y el 40% de las mujeres con insuficiencia ovárica prematura.

Otro estudio demostró que el 20% de las mujeres con trastornos de la ovulación tienen hipotiroidismo subclínico, encontrando que esta afección es dos veces más común en las mujeres con trastornos de ovulación que en las mujeres con ovulación normal (20.5% frente al 8.3%).

Al igual que con las tasas de aborto espontáneo, los resultados del tratamiento con hormonas tiroideas son muy alentadores. En un estudio de este tipo, después de que las mujeres infértiles con hipotiroidismo subclínico fueran tratadas con la hormona tiroidea sintética levotiroxina, el 44% de las mujeres quedaron embarazadas. Los estudios también han demostrado que el tratamiento de las afecciones tiroideas leves puede aumentar el número de embriones de buena calidad en la FIV.

Los anticuerpos tiroideos también son muy comunes en SOP, con estudios que encuentran estos anticuerpos en un cuarto de las mujeres con SOP. Las mujeres con SOP son también más propensas a tener desequilibrios hormonales indicativos de tiroides insuficiente.

Si tiene antecedentes de aborto espontáneo, SOP, infertilidad inexplicada, trastorno de la ovulación o insuficiencia ovárica prematura, debe insistir en la prueba de la tiroides que incluya los anticuerpos tiroideos, no solo los niveles hormonales. Si se detecta un problema, hable con su médico sobre la necesidad crítica de un tratamiento eficaz para ayudarle a quedar embarazada y prevenir el aborto espontáneo. Si su médico no aprecia la importancia de manejar cuidadosamente el hipotiroidismo en el contexto de la infertilidad y el aborto espontáneo (y algunos no lo hacen), obtenga una segunda opinión.

Factor sorpresa 3: Enfermedad celíaca

Otro factor que puede contribuir a la infertilidad es la enfermedad celíaca. Es un desorden inmune relativamente común en el cual el gluten dispara la acción del sistema inmune para emprender la guerra en el cuerpo. Los síntomas más conocidos de la enfermedad celíaca imitan el síndrome del intestino irritable, pero la gran mayoría de las personas con esta afección realmente no muestran los síntomas gastrointestinales clásicos. La enfermedad celíaca también puede manifestarse como anemia, dolores de cabeza, fatiga, dolor en las articulaciones, trastornos de la piel como la psoriasis y una variedad de otros síntomas que difieren ampliamente entre las personas.

Debido a que la enfermedad celíaca afecta a todos de manera diferente, la afección a menudo no se diagnostica durante muchos años. En Italia la enfermedad celíaca se toma muy en serio, y todos los niños se rastrean sistemáticamente para la enfermedad a los 6 años. Pero, en el resto del mundo, las personas con enfermedad celíaca a menudo sufren síntomas durante muchos años antes de descubrir la causa. Según algunos informes, la persona promedio con enfermedad celíaca visita cinco o más médicos antes de que finalmente se diagnostique, y en los Estados Unidos se tarda un promedio de 5 a 11 años en obtener un diagnóstico. Mientras tanto, bajo la superficie, el sistema inmunológico está librando una guerra contra el cuerpo, causando inflamación y daño.

Una de las características de la enfermedad celíaca es que el sistema inmunológico daña gravemente el revestimiento de los intestinos, lo que a su vez impide una adecuada absorción de nutrientes. Esta incapacidad para absorber nutrientes conduce a deficiencias de vitaminas y minerales que contribuyen a la infertilidad.

El vínculo entre la enfermedad celíaca y la infertilidad se sugirió por primera vez en 1982, pero incluso ahora muchos médicos no piensan en hacer la prueba de la enfermedad celíaca a las mujeres con infertilidad inexplicable. Esto es lamentable, porque los datos muestran que la enfermedad celíaca es muy común en mujeres con infertilidad inexplicable y que la fertilidad mejora una vez que se trata la afección.

Específicamente, la investigación realizada en Italia, India y Brasil sugiere que la enfermedad celíaca es aproximadamente tres veces más común en mujeres con infertilidad inexplicada que en la población general. En los Estados Unidos, un pequeño estudio inicial no encontró ningún vínculo entre la enfermedad celíaca y la infertilidad inexplicable, pero diversos estudios posteriores, incluyendo uno realizado por la Universidad de Columbia y la Clínica Mayo, han encontrado una tasa significativamente más alta de enfermedad celíaca en mujeres con infertilidad inexplicable.

Los abortos espontáneos son también muy comunes en mujeres con enfermedad celíaca no tratada. Un grupo de investigadores encontró que la tasa de aborto espontáneo en mujeres con enfermedad celíaca no tratada era casi nueve veces mayor que en pacientes celíacos tratados. Es muy alentador saber que las mujeres con "enfermedad celíaca tratada", que implica seguir cuidadosamente una dieta libre de gluten, tengan una tasa de aborto mucho menor, lo que demuestra que es posible reducir el riesgo de aborto si usted tiene enfermedad celíaca.

Una proporción significativa de celíacos también tienen niveles elevados de un tipo específico de anticuerpo conocido por causar aborto involuntario (anticuerpos antifosfolípido), pero varios informes anecdóticos sugieren que estos anticuerpos disminuyen drásticamente después de adoptar una dieta estricta sin gluten. Esto es exactamente lo que le ocurrió a una mujer de 34 años con síndrome de anticuerpos antifosfolípido que sufrió dos abortos espontáneos. Una vez diagnosticada la enfermedad celíaca, comenzó una dieta sin gluten y, en el plazo de seis meses, los anticuerpos previamente elevados eran indetectables.

Agrupando toda la investigación, en un grupo promedio de 20 mujeres con infertilidad inexplicable, cabe esperar que una o dos de esas mujeres tengan la enfermedad celíaca, que podría ser un factor importante en su infertilidad. Averiguar si usted es una de esas mujeres afectadas por la afección podría ser muy valioso en su búsqueda para quedar embarazada.

La investigación también establece claramente que, si tiene enfermedad celíaca, es imperativo seguir una dieta estricta sin gluten. Un ejemplo de cómo una dieta sin gluten podría mejorar la fertilidad proviene de estudios que muestran que los ciclos menstruales previamente interrumpidos a menudo vuelven a la normalidad una vez que se adopta una dieta libre de gluten. La investigación ha descubierto que más de un tercio de las mujeres con enfermedad celíaca no tratada tienen amenorrea, lo que significa que los períodos menstruales a veces se detienen durante varios meses consecutivos. Después de seguir una dieta libre de gluten, esta afección a menudo se resuelve.

Una de las formas en que las se cree que la enfermedad celíaca contribuye a la infertilidad es interfiriendo con la absorción de ácido fólico y otras vitaminas. Los bajos niveles de folato contribuyen a altos niveles de homocisteína. En personas con enfermedad celíaca no tratada, es muy común ver altos niveles de homocisteína y bajos niveles de folato, los cuales están fuertemente relacionados con la mala calidad de los óvulos, infertilidad y altas tasas de aborto involuntario.

Es probable que excluir el gluten mejore la fertilidad en las mujeres con enfermedad celíaca, porque permite la curación del revestimiento de los intestinos y restaura la capacidad del cuerpo para absorber los nutrientes vitales. Tal como esperábamos, parece que seguir estrictamente una dieta sin gluten ayuda a volver a normalizar los niveles de homocisteína y folato.

Sin embargo, algunos investigadores han descubierto que hasta la mitad de los pacientes celíacos cuidadosamente tratados con una dieta libre de gluten todavía mostraban deficiencias de vitaminas. Específicamente, muchas personas con enfermedad celíaca que han seguido una dieta libre de gluten durante muchos años todavía tienen niveles más bajos de folato y vitamina B6 y altos niveles de homocisteína. Pero parece que la situación puede mejorarse con suplementos vitamínicos.

Cuando un grupo grande de personas con enfermedad celíaca recibió una dosis diaria de ácido fólico, vitamina B12 y vitamina B6 durante seis meses, sus niveles de homocisteína volvieron a la normalidad y reportaron mejoras significativas en su bienestar, en comparación con los que recibieron un placebo. Esto no quiere decir que una dieta libre de gluten deba ser ignorada a favor de los suplementos, porque la enfermedad celíaca causa muchos otros problemas, además de las deficiencias de vitaminas.

Si tiene cualquier síntoma de enfermedad celíaca, incluyendo dolor de estómago, síndrome del intestino irritable, fatiga, psoriasis, anemia o dolor articular crónico, pídale a su médico que le haga una prueba de enfermedad celíaca. Aunque no tenga ninguno de estos síntomas, si tiene un historial de infertilidad inexplicable o aborto espontáneo inexplicable, también debe pedir que le hagan la prueba de la enfermedad celíaca, por si usted es una de las muchas personas en quienes esta afección contribuye a la infertilidad. La enfermedad celíaca también tiene un componente genético muy importante, por lo que, si alguien en su familia tiene enfermedad celíaca, hay muy buenas razones para hacerse la prueba, aunque no tenga síntomas.

Si bien su médico puede no estar lo suficientemente familiarizado con la investigación para ser particularmente receptivo a la prueba de la enfermedad celíaca solo sobre la base de la infertilidad inexplicable, este enfoque es apoyado por los investigadores que saben más acerca del vínculo entre la enfermedad celíaca y la infertilidad. Los investigadores del Centro de Enfermedad Celíaca de la Universidad de Columbia y de la Clínica Mayo, que publicaron uno de los estudios clave sobre este tema, han sugerido que: «Ahora puede ser razonable detectar la enfermedad celíaca en cualquier paciente que se presente con infertilidad inexplicada, independientemente de la presencia o ausencia de síntomas gastrointestinales».

Si usted tiene enfermedad celíaca y sigue estrictamente una dieta libre de gluten, podría mejorar mucho su fertilidad y reducir su riesgo de aborto involuntario. Esto significa evitar cuidadosamente cualquier alimento que contenga trigo, centeno o cebada, y cualquier cosa que pudiera estar contaminada incluso con pequeñas cantidades de estos granos. Es un ajuste de estilo de vida difícil, pero los productos sin gluten están cada vez más disponibles. Aunque seguir una dieta libre de gluten será muy importante para su fertilidad si tiene enfermedad celíaca, no es el único paso que debe dar. También tendrá una mayor necesidad de suplementos vitamínicos, por lo que un multivitamínico prenatal diario será esencial. Probablemente, esta combinación de adherirse estrictamente a una dieta libre de gluten y tomar vitaminas prenatales diariamente le hará sentir mucho mejor, mejorará su fertilidad y reducirá su riesgo de aborto. Pero la única manera de saber si esto le ayudará es hacerse las pruebas para detectar la enfermedad celíaca.

Como nota adicional, ahora se piensa que entre 30-40% de las personas con enfermedad celíaca también tendrán un trastorno de la tiroides, por lo que la enfermedad celíaca trae consigo una probabilidad tres veces mayor de desarrollar una enfermedad de la tiroides. Como cuestión práctica, esto significa que, si se ha encontrado que tiene enfermedad de la tiroides o enfermedad celíaca, hay aún más razones para que su médico verifique la otra afección si está luchando contra la infertilidad o el aborto espontáneo.

Factor sorpresa 4: Cuidado dental

Otro factor sorprendente que puede afectar su oportunidad de concebir y llevar a término un embarazo es la salud de sus encías. Durante varios años, los investigadores han visto pruebas de que las enfermedades de las encías aumentan significativamente el riesgo de parto prematuro y bajo peso al nacer. Un estudio informó que las mujeres con una forma avanzada de enfermedad de las encías, llamada periodontitis, tienen de 4 a 7 veces más probabilidades de parir prematuramente. La periodontitis también aumenta el riesgo de aborto espontáneo.

La enfermedad de las encías es causada por la acumulación de bacterias entre los dientes y las encías, causando a veces dolor y sangrado. La forma más común de enfermedad de las encías, llamada gingivitis, afecta a casi la mitad de las mujeres en edad fértil. Si no se trata, puede progresar a periodontitis, enfermedad en la que las encías empiezan a alejarse de los dientes, creando espacios llamados bolsas periodontales que se infectan. La infección causa una respuesta inmune que puede dar lugar a una inflamación que se extiende por el sistema circulatorio.

Se cree que la relación entre la enfermedad de las encías y el aborto espontáneo o el parto prematuro se debe a la inflamación sistémica que resulta de la infección bacteriana o, alternativamente, a las bacterias de las encías que llegan al líquido amniótico y causan una respuesta inmune local, lo que aumenta el riesgo de aborto espontáneo o parto prematuro.

Sin embargo, el impacto de la enfermedad de las encías no termina con el aborto espontáneo y el parto prematuro, sino que, antes que nada, también puede aumentar el tiempo necesario para quedar embarazada. Esta inesperada conexión fue revelada por primera vez en 2011 por un equipo de investigadores de Australia. Como parte de un estudio más amplio con el objetivo de averiguar si el tratamiento de la enfermedad periodontal podría mejorar los resultados del embarazo, los investigadores examinaron a más de tres mil mujeres embarazadas buscando enfermedades periodontales, además de recopilar información sobre cuánto tiempo necesitó cada mujer para concebir.

Los investigadores descubrieron que, en promedio, las mujeres con enfermedad periodontal tardaron 2 meses más en concebir. Casi una cuarta parte de las mujeres caucásicas y el 40% de las mujeres no caucásicas padecen enfermedades periodontales, y estas mujeres necesitaron en promedio 7 meses para concebir, en comparación con 5 meses para las mujeres sin enfermedad de las encías. La enfermedad de las encías también era mucho más común en las mujeres que habían tardado más de un año en concebir. Como sugirió la doctora Hart, estos resultados significativos indican que todas las mujeres deben hacerse un chequeo dental antes de intentar concebir.

Aunque no se necesita mucho para enfermase de las encías, también es fácil de prevenir y revertir con el uso regular del hilo dental, el cepillado y las limpiezas dentales profesionales. Incluso la enfermedad periodontal bastante avanzada puede resolverse generalmente con menos de cuatro tratamientos realizados por un periodoncista.

Medidas de acción
Plan básico, intermedio y avanzado

Si ha tenido dificultades para quedar embarazada o ha perdido uno o más embarazos con un aborto espontáneo, pídale a su médico que le haga una prueba de deficiencia de vitamina D, enfermedad de la tiroides y enfermedad celíaca. También debe obtener un chequeo dental para enfermedad de las encías. Cualquiera de estas afecciones fácilmente tratables podría interponerse en el camino de su capacidad para tener un bebé.

Parte 2

Cómo los suplementos adecuados pueden mejorar la calidad del óvulo

CAPÍTULO 5

Multivitamínicos prenatales

Recomendado para:
Plan básico, intermedio y avanzado

TOMAR UN SUPLEMENTO multivitamínico cada día es una de las cosas más importantes que puede hacer para prepararse para el embarazo. Y nunca es demasiado pronto para empezar. Vitaminas como el folato no solo son fundamentales para prevenir defectos de nacimiento, sino que también pueden facilitar quedar embarazada desde el principio, mediante la restauración de la ovulación y aumentando la calidad de los óvulos. Sorprendentemente, algunas vitaminas también pueden reducir el riesgo de aborto involuntario. Por todas estas razones, es importante comenzar a tomar un suplemento multivitamínico temprano, al menos tres meses antes de intentar concebir, si es posible.

Folato

El folato es una vitamina B necesaria en todo el cuerpo para cientos de diferentes procesos biológicos. El ácido fólico es la forma sintética de folato utilizado en los suplementos. Esta importante vitamina es tradicionalmente conocida por su papel en la prevención de defectos graves de nacimiento, como la espina bífida. Pero la investigación reciente también ha descubierto que el folato desempeña un papel significativo incluso antes, durante el desarrollo del óvulo. Debido a que los óvulos comienzan a madurar de tres a cuatro meses antes de la ovulación, esto sugiere que cuanto antes pueda empezar a tomar folato, mejor.

No es de extrañar que el folato afecte la calidad del óvulo, porque es importante para hacer nuevas copias de ADN, como cuando una célula se divide, y para hacer los bloques de construcción de las proteínas. Ambos procesos juegan un papel enormemente importante en el desarrollo temprano de óvulos y embriones. Antes de profundizar en la investigación que demuestra que el ácido fólico aumenta la fertilidad, es útil entender el contexto más amplio de cómo el ácido fólico llegó a ser una parte tan importante de la planificación para el embarazo.

La suplementación de ácido fólico ha sido aclamada como uno de los mayores logros en salud pública de finales del siglo XX. Sin embargo, no siempre fue así, y las primeras investigaciones sobre el papel del ácido fólico en la prevención de defectos de nacimiento se vieron afectadas por la controversia. Esta controversia proporciona información de fondo interesante para los otros suplementos discutidos en este libro, ya que ofrece un ejemplo de por qué a menudo hay una enorme brecha entre los resultados de la investigación y la práctica médica.

Hasta la década de 1990, los médicos tenían muy poca comprensión de lo que se podía hacer para prevenir los defectos del tubo neural, que a menudo daba lugar a muerte fetal, muerte poco después del nacimiento o parálisis de por vida.

El mundo cambió en 1991, cuando investigadores de Inglaterra publicaron los resultados de un gran estudio que demostraba que del 70 al 80% de los defectos del tubo neural podrían prevenirse tomando un suplemento de ácido fólico inmediatamente antes del embarazo. Los efectos beneficiosos del ácido fólico fueron tan claros que el estudio se detuvo realmente temprano para que más mujeres pudieran beneficiarse de los hallazgos. Sin embargo, este gran estudio no fue el primero en revelar que los suplementos de ácido fólico podían prevenir los defectos del tubo neural. Un estudio anterior que mostró lo mismo, publicado en 1981, generó muchos años de críticas hostiles.

La crítica se centró en el diseño del ensayo porque el ácido fólico se dio a todas las mujeres que presentaban antecedentes de un embarazo anterior afectado por defectos del tubo neural, y el grupo de control estaba formado por mujeres que ya estaban embarazadas en el momento que llegaron al hospital mientras los médicos ejecutaban el estudio. Esto es una desviación del diseño ideal del estudio, en el que un grupo de mujeres son asignadas aleatoriamente para recibir ácido fólico o un placebo, y el médico y el paciente son "ciegos" en cuanto a qué píldora se está tomando hasta que los datos se analizan. Esto se conoce como un ensayo clínico de "patrón oro" y está diseñado para minimizar el efecto del sesgo.

En el caso del ácido fólico, transcurrieron otros 10 años antes de que los resultados del ensayo aleatorizado, doble ciego, controlado con placebo de 1991 estuvieran disponibles para confirmar los hallazgos iniciales de la investigación. Mientras tanto, los autores del primer estudio afirmaban que sus resultados eran persistentemente ignorados mientras se hacía demasiado hincapié en la posibilidad de un sesgo. El impacto práctico de esta controversia es que entre 1981, cuando hubo evidencia muy buena de los efectos protectores del ácido fólico, y 1991, cuando un estudio doble ciego controlado por placebo finalmente satisfizo a los escépticos, pasaron 10 años durante los cuales muchas mujeres que deberían haber estado tomando suplementos de ácido fólico no lo hicieron, produciéndose probablemente innumerables resultados trágicos que podrían haberse prevenido.

Esto sirve como advertencia de que no debemos pasar por alto la mejor evidencia disponible mientras esperamos el estudio clínico perfecto, una filosofía que se repite a lo largo de este libro. Esta filosofía de actuar sobre "la mejor evidencia", por supuesto, tiene que verse limitada por cuestiones de seguridad. Si el beneficio de un suplemento es claro, pero aún no tenemos pruebas fiables de seguridad, es absolutamente necesario esperar a que se realicen más investigaciones. Pero si la seguridad se ha establecido firmemente en estudios de buena calidad y hay evidencias buenas, aunque no perfectas, de un beneficio muy significativo, tenemos todas las razones para actuar en lugar de esperar a un estudio clínico perfecto que puede no llegar nunca.

Esto es particularmente cierto en el contexto de la fecundidad, en el que las mujeres pueden tener solo una o dos posibilidades de concebir con FIV antes de quedarse sin recursos financieros (o emocionales), y a menudo no hay tiempo que esperar. Esa es la base para las recomendaciones de suplementos en el resto de este libro: sopesar todas las evidencias disponibles para cada suplemento o esperar a que la práctica médica alcance la investigación.

Volviendo al ejemplo específico del ácido fólico, ahora sabemos que tomar este suplemento antes del embarazo reduce drásticamente el riesgo de espina bífida y otros defectos del tubo neural. Los departamentos de salud del gobierno de Estados Unidos generalmente recomiendan que todas las mujeres que tratan de quedar embarazadas tomen un suplemento de ácido fólico de 400 microgramos (0.4 miligramos) todos los días, además de las fuentes naturales de ácido fólico.

Una ingesta diaria de 400 microgramos debe considerarse un mínimo, y algunas autoridades recomiendan hasta 800 microgramos para todas las mujeres que tratan de concebir, o 4000 microgramos para las mujeres con un embarazo previo afectado por defectos del tubo neural.

Prevenir defectos de nacimiento no es la única razón para comenzar a tomar un multivitamínico prenatal antes del embarazo. Otro beneficio de comenzar temprano es que las vitaminas como el ácido fólico pueden ayudar a concebir antes y prevenir el aborto involuntario. La última investigación establece claramente que el folato es importante para cada etapa de la fertilidad, desde el desarrollo del óvulo hasta la ovulación y el crecimiento fetal.

El folato y la ovulación

Los médicos han sospechado durante mucho tiempo que las deficiencias de vitaminas podrían desempeñar un papel en los problemas de ovulación de algunas mujeres. Esta idea fue apoyada por los resultados del grupo Nurses Health Study, el cual siguió a miles de enfermeras durante muchos años. La segunda ronda del estudio siguió a un subgrupo de más de 18,000 mujeres que intentaban concebir o que quedaron embarazadas, sin antecedentes de infertilidad por más de 8 años.

Cuando los investigadores de la Universidad de Harvard analizaron los datos del Nurses Health Study, descubrieron que las mujeres que tomaban un multivitamínico diario tenían menos probabilidades de tener infertilidad debido a problemas de ovulación. Tomar un multivitamínico solo unas pocas veces por semana se asoció con un tercio menos de probabilidades de infertilidad ovulatoria, y las mujeres que tomaban multivitamínico todos los días tenían un riesgo aún menor. Los investigadores sugirieron que esto se debió probablemente al ácido fólico y a otras vitaminas del complejo B.

La relación entre el uso de multivitaminas y la fertilidad se había visto antes en estudios más pequeños, en los que los investigadores concluyeron que tomar un multivitamínico mejora la fertilidad. Estos estudios de doble ciego encontraron tasas de embarazo más altas en mujeres que tomaban un multivitamínico que en mujeres que tomaron un placebo.

Una dieta más alta en folato también aumenta los niveles de progesterona y reduce el riesgo de trastornos de la ovulación. En un estudio, la tercera parte de las mujeres con mayor consumo de folato sintético procedente de cereales fortificados tuvo una probabilidad un 65% menor de sufrir trastornos de la ovulación y presentaba niveles más altos de progesterona en el momento necesario para una fertilidad óptima. Los investigadores ahora creen que tener suficiente folato es fundamental para la ovulación normal.

El folato y la calidad del óvulo

El folato también parece mejorar la calidad de los óvulos y las tasas de éxito de la FIV. Las mujeres que toman suplementos de ácido fólico antes de la FIV también han demostrado tener óvulos de mayor calidad y una mayor proporción de óvulos maduros que las mujeres que no toman folato adicional. Al medir los niveles de folato en los folículos ováricos de las mujeres sometidas a FIV, investigadores holandeses descubrieron que las mujeres con un nivel de folato el doble de alto tenían tres veces más probabilidades de quedar embarazadas.

Un estudio realizado en 2016 por investigadores de la Universidad de Oxford también encontró que las mujeres con una mutación en el gen del metabolismo del folato, MTHFR, tenían más probabilidades de tener embriones cromosómicamente anormales e insuficiencia de implantación, y eran mucho menos propensas a quedar embarazadas después de la FIV (estas mutaciones también se han asociado durante mucho tiempo con abortos recurrentes).

Se sabe que las mutaciones en el gen MTHFR interfieren con el procesamiento del folato a la forma biológicamente activa, el metil-folato. Aproximadamente el 40% de la población tiene una mutación en una copia del gen, pero esto solo causa una leve reducción en la capacidad de procesar el folato. Tener una mutación en ambas copias del gen tiene un impacto mucho más significativo, reduciendo la actividad de la enzima hasta en un 70%. Estas dobles mutaciones afectan aproximadamente al 4% de la población de Brasil. Si desea conocer su genotipo, su médico puede solicitar un examen de sangre MTHFR.

Los médicos generalmente recomiendan que las mujeres

con una mutación MTHFR tomen una dosis mucho mayor de ácido fólico (1000-4000 mcg) para compensar la reducción de la eficiencia de procesamiento de ácido fólico a metil-folato. Sin embargo, puede tener más sentido elegir un multivitamínico prenatal con folato ya en forma de metil-folato (como Smarty Pants gummies, disponible en Amazon.co.jp), o agregar un suplemento de metil-folato a su multivitamínico prenatal existente (como Folato Optimizado de Extensión de Vida de Amazon.co.jp, o metafolin de Solgar, de www.iherb.com).

Los estudios han descubierto que, en mujeres con mutaciones de MTHFR, complementar con metil-folato es significativamente más eficaz para aumentar los niveles de folato sanguíneo que complementar con ácido fólico. El metil-folato, sin embargo, causa efectos secundarios en algunas personas, tales como dolor muscular y cambios de humor. Si usted tiene una mutación MTHFR y no tolera el metil-folato, otra opción es tomar un suplemento que contiene folato natural, en lugar de ácido fólico sintético. Esto reduce el problema del exceso de ácido fólico acumulado en el sistema.

Otras vitaminas y la fertilidad

Un multivitamínico típico contendrá otras vitaminas que también son útiles para la fertilidad, proporcionando más razones para tomar un suplemento multivitamínico en lugar de solo un suplemento de ácido fólico. Por ejemplo, otra vitamina que juega un papel importante en la calidad del óvulo es la vitamina B12. Debido a que esta vitamina se obtiene típicamente solo de fuentes animales como la carne y los productos lácteos, los veganos suelen ser deficientes. En el mismo estudio de FIV que investigó el papel del folato en las mujeres en una clínica de los Países Bajos, los investigadores descubrieron que los niveles altos de vitamina B12 también están asociados con una mejor calidad del embrión. Esto podría ser debido a que la vitamina B12, como el folato, hace disminuir la homocisteína. Otra vitamina específica que puede mejorar la fertilidad es la vitamina B6. En 2007 se publicó un estudio que mostraba que las mujeres con bajos niveles de vitamina B6 tenían menos probabilidades de quedar embarazadas y eran más propensas a abortar.

Toda esta investigación indica que tomar un multivitamínico prenatal que incluya ácido fólico, vitamina B12 y vitamina B6 podría lograr que le resultara mucho más fácil quedar embarazada y reduciría el riesgo de aborto y defectos de nacimiento.

Los minerales que se encuentran en las multivitaminas también pueden ser importantes durante el periodo previo al embarazo. Por ejemplo, el zinc, el selenio y el yodo son necesarios para una función tiroidea adecuada. Esto tiene implicaciones para la fertilidad, porque una glándula tiroides inactiva puede suprimir la ovulación y aumentar el riesgo de aborto involuntario. El zinc y el selenio también están involucrados en los sistemas de defensa antioxidantes y es muy probable que jueguen un papel en la calidad de los óvulos, como se plantea en el próximo capítulo.

La elección de un multivitamínico prenatal

Si usted no puede obtener fácilmente un suplemento multivitamínico diseñado específicamente para las mujeres que están tratando de concebir, un multivitamínico convencional es generalmente aceptable. Si su multivitamínico elegido contiene solo 400 microgramos de ácido fólico, considere la posibilidad de agregar un suplemento de ácido fólico por separado para elevar el total a por lo menos 800 microgramos.

También debe comprobar que el multivitamínico elegido contiene vitamina B6, vitamina B12, zinc y selenio.

Si experimenta problemas de estómago con su multivitamínico, pruebe con otra marca hasta que encuentre una que funcione. Muchas mujeres que tienen náuseas u otros problemas digestivos con su multivitamínico prenatal son capaces de tomar los suplementos hechos por Rainbow Light o Vitamin Code sin ningún problema. Las multivitaminas prenatales también son menos propensas a trastornar el estómago si toma la tableta con una pequeña comida o merienda, o inmediatamente antes de irse a dormir.

Introducción a otros suplementos

Los siguientes capítulos describirán otros suplementos específicos que puede tomar además de su multivitamínico prenatal para mejorar la calidad del óvulo. Si va a añadir solo un suplemento, que sea la coenzima Q10 (CoQ10 para abreviar). Como se explicará en el próximo capítulo, las últimas investigaciones sugieren que tomar CoQ10 aumenta la calidad del óvulo y del embrión aumentando el suministro de energía celular disponible para los óvulos. La seguridad de CoQ10 se ha establecido en muchos estudios clínicos de gran tamaño, y es probable que cualquier persona que intenta concebir pueda beneficiarse de un suplemento de CoQ10.

Los siguientes capítulos tratan sobre suplementos adicionales que pueden mejorar la calidad del óvulo en las mujeres que están tratando de concebir después de los 35 años, así como en mujeres que tienen un historial de infertilidad o abortos previos.

Como descripción general, el capítulo 6 sobre CoQ10 y el capítulo 7 sobre antioxidantes y melatonina son generalmente aplicables a cualquier persona que intenta concebir, aunque la melatonina no debe tomarse a menos que esté tratando de concebir por FIV. El capítulo 8 sobre mio-inositol es más relevante para las mujeres con SOP, ovulación irregular o antecedentes de aborto espontáneo y resistencia a la insulina. El capítulo 9 sobre la DHEA es relevante para las mujeres que tratan de concebir a través de la FIV y que han sido diagnosticadas con disminución de la reserva ovárica o infertilidad relacionada con la edad. El capítulo 10 discute por qué algunos "suplementos de fertilidad", incluyendo el picnogenol, la L-arginina y la jalea real, no se recomiendan para todas las personas que intentan concebir.

Cuando comenzar a tomar suplementos y cuándo parar

El momento específico depende del suplemento y su preocupación por la fertilidad, así que discuta su plan con su médico. Sin embargo, la estrategia general recomendada por la mayoría de los especialistas en fertilidad es la siguiente:

- Comience a tomar un multivitamínico prenatal tan pronto como sea posible y continúe hasta después de que su bebé nazca y deje de amamantar.

- Si está tratando de concebir de forma natural, comience con otros suplementos como coenzima Q10 o vitamina E tan pronto como sea posible y continúe hasta quedar embarazada.

- Si tiene SOP, es aplicable el consejo anterior, pero su médico también puede indicarle que continúe tomando mio-inositol durante el embarazo para prevenir la diabetes gestacional.

- Si está pasando por la FIV, inicie todos los suplementos por lo menos dos o tres meses antes de su extracción de óvulos si es posible y, a menos que su médico le aconseje lo contrario, detenga todos los suplementos cuando comience la medicación de estimulación (generalmente una semana o dos antes de la extracción del óvulo). Pregúntele a su médico cuándo debe comenzar a tomar nuevamente su multivitamínico prenatal o si puede continuar tomándolo durante la fase de estimulación.

- Si su ciclo de FIV está programado en menos de tres meses, es probable que todavía pueda beneficiarse tomando suplementos desde este momento. Esto puede ayudarle a prepararse para el próximo ciclo de FIV si el que ya está programado no tiene éxito.

- Si tiene antecedentes de aborto involuntario recurrente, considere la posibilidad de tomar suplementos durante tres meses antes de intentar concebir nuevamente.

CAPÍTULO 6

Coenzima Q10

Recomendado para:
Plan básico, intermedio y avanzado

LA COENZIMA Q10, o CoQ10, es una molécula pequeña que se encuentra alrededor de cada célula del cuerpo, incluyendo sus óvulos. Investigaciones científicas recientes han revelado cuán importante es esta molécula para preservar la calidad de los óvulos y la fertilidad. Junto con muchos otros beneficios, la adición de un suplemento de CoQ10 puede tener el potencial de prevenir o incluso revertir en parte la disminución de la calidad del óvulo causada por la edad.

Cualquier persona que intenta concebir puede beneficiarse de agregar un suplemento de CoQ10, pero es particularmente útil si tiene 35 años o más, o si tiene problemas de fertilidad como disminución de la reserva ovárica.

¿Qué hace la coenzima Q10?

La CoQ10 ha sido durante mucho tiempo el suplemento nutricional favorito de los corredores de maratón y los atletas olímpicos, y también un suplemento estándar recomendado para prevenir el dolor muscular asociado con los medicamentos reductores de colesterol como la estatina. La CoQ10 también ha mostrado alguna promesa inicial en grandes estudios clínicos sobre una serie de afecciones médicas graves. Pero la investigación ha sugerido recientemente otro beneficio probable de la CoQ10: la mejora de la calidad del óvulo.

¿Cómo una molécula tan pequeña puede hacer tanto? Probablemente porque la CoQ10 desempeña un papel muy importante en la fabricación de energía en todo el cuerpo: en los músculos, en el cerebro y en el desarrollo de los óvulos. La CoQ10 es, de hecho, esencial para la producción de energía por las plantas eléctricas que hay dentro de nuestras células, las mitocondrias.

La CoQ10 desempeña un papel directo dentro de las mitocondrias mediante la transferencia de electrones entre otras moléculas. En otras palabras, la CoQ10 es una parte vital de la cadena de transporte de electrones que crea energía eléctrica (es decir, voltaje) dentro de las mitocondrias. Las mitocondrias aprovechan esta energía eléctrica para producir energía en forma de ATP. Las células utilizan ATP como el combustible que impulsa casi todos los procesos biológicos.

La CoQ10 es también un antioxidante que puede reciclar la vitamina E y realizar muchos otros papeles dentro de las células, pero es el papel que esta molécula desempeña en la mitocondria lo que resulta más interesante para mejorar la calidad de los óvulos.

Para entender cómo tomar un suplemento de CoQ10 puede mejorar la calidad de los óvulos, primero debemos examinar cómo la mala calidad de los óvulos se relaciona con el suministro de energía celular y por qué este suministro de energía se ve comprometido en los óvulos de las mujeres mayores.

Energía para los óvulos

A medida que envejecemos, las mitocondrias se dañan y son menos eficientes como productores de energía, al igual que una planta de energía vieja y dañada. Se cree que esta disminución de la función mitocondrial desempeña un papel clave en el proceso de envejecimiento y ocurre en todo el cuerpo, pero especialmente en los óvulos. Los estudios han demostrado específicamente que el daño estructural a las mitocondrias es mucho más común en los óvulos de mujeres mayores de 40 años. El envejecimiento de los óvulos también acumula daños genéticos en las mitocondrias, e incluso decae el número de mitocondrias en las células foliculares que rodean cada óvulo.

Como resultado de todo este daño a las mitocondrias, y tal vez también como resultado de la disminución de los niveles de CoQ10 con la edad, las mitocondrias de los óvulos de las mujeres mayores producen menos energía, es decir, menos ATP. La incapacidad para producir suficiente ATP es un gran problema para la calidad de los óvulos y probablemente tiene un efecto negativo importante sobre el envejecimiento.

Pero las mitocondrias que funcionan mal no son solo relevantes para disminuir la calidad de los óvulos con la edad. También hay evidencia de una función mitocondrial deficiente en mujeres con envejecimiento ovárico prematuro, incluyendo una afección conocida como insuficiencia ovárica primaria, y también en las mujeres que han respondido mal a la medicación de estimulación en FIV.

Un pionero en esta investigación, el Dr. Jonathan Van Blerkom, sugirió en 1995 que existe un vínculo entre el nivel de ATP en un óvulo y el potencial del óvulo para madurar adecuadamente y convertirse en un embrión de alta calidad. Esto ha sido confirmado por varios investigadores que han demostrado que la capacidad de un óvulo para producir un pico de ATP en el tiempo y el lugar específicamente necesarios para tareas de desarrollo importantes es absolutamente crítica para el desarrollo apropiado del óvulo.

Otro dato que confirma la teoría de que las mitocondrias que funcionan mal son responsables en gran parte de la mala calidad de los óvulos son los resultados de la transferencia citoplasmática. Este procedimiento experimental de fertilidad implicó inyectar un pequeño porcentaje de la parte de un óvulo donante joven que contenía mitocondrias en los óvulos de las mujeres mayores con antecedentes de infertilidad. Este procedimiento "rescató" los óvulos de mala calidad y mejoró significativamente el desarrollo embrionario. Los expertos creen que esto ocurrió porque las mitocondrias más jóvenes fueron capaces de compensar la deficiencia energética de las mitocondrias más viejas y con mal funcionamiento.

Varios niños nacieron usando este procedimiento de transferencia citoplasmática antes de que fuera prohibido debido a las incertidumbres del impacto que puede tener en la salud poseer dos tipos diferentes de mitocondrias en el cuerpo. Sin embargo, el éxito de la transferencia citoplasmática para ayudar a las mujeres con mala calidad de óvulo a quedar embarazada indica que sí podemos restaurar la función de las mitocondrias en los óvulos y que podemos mejorar significativamente la calidad del óvulo y del embrión.

Otra línea de evidencia que confirma esta teoría es el éxito de un nuevo tratamiento de fertilidad llamado AUGMENT. En este procedimiento, los médicos obtienen las mitocondrias de las células precursoras de óvulos inmaduros de un paciente de FIV. Estas mitocondrias se inyectan en un óvulo maduro para complementar el suministro de energía del óvulo. Este tratamiento es todavía muy nuevo, pero hasta ahora ha mostrado un aumento de 2 a 3 veces en las tasas de embarazo.

Tener mitocondrias con un funcionamiento óptimo ahora está ampliamente considerado como sello distintivo de la calidad del óvulo. Según los principales investigadores del sector, la capacidad de producir energía cuando sea necesario es el factor más importante en la determinación de la competencia de los óvulos y embriones. Si un óvulo no puede producir energía cuando es necesario, es probable que deje de madurar o no se fertilice. Como era de esperar, los investigadores han demostrado que la supresión artificial de la función mitocondrial durante el tiempo de desarrollo de los óvulos tiene un efecto negativo importante en la maduración de los óvulos y la viabilidad de los embriones.

También hay un creciente cuerpo de evidencia directa de que la capacidad de un óvulo para producir energía cuando sea necesario es particularmente importante para poder madurar con el número correcto de cromosomas. Esto se debe a que el proceso de separar y expulsar cromosomas es muy intenso. Los científicos han visto el conjunto de mitocondrias juntas y, de repente, producen una explosión de ATP en el momento preciso y en el lugar necesario para formar la estructura que separa los cromosomas.

Si un óvulo no tiene suficiente energía para organizar cuidadosamente los cromosomas y separar el conjunto de cromosomas para empujarlos hacia fuera, puede terminar con un número incorrecto de copias cromosómicas y se convertirá en un embrión con pocas posibilidades de supervivencia.

Tal como esperábamos, la investigación ha encontrado que los embriones humanos con mitocondrias que funcionan mal son más propensos a tener la maquinaria de procesamiento cromosómico alterada y sufrir una distribución caótica de los cromosomas. Además, otros investigadores han demostrado que, si dañan intencionalmente las mitocondrias en óvulos de ratón, el nivel de ATP disminuye y la maquinaria que separa los cromosomas se desmonta y funciona mal.

Como se discutió en los capítulos anteriores, los errores en el número de copias cromosómicas son la causa más importante de fracaso de los embriones para sobrevivir la primera semana, de fracaso de implantación y de pérdida precoz del embarazo. Los errores cromosómicos se vuelven mucho más comunes después de mediada la treintena, y también son más comunes en personas con antecedentes de problemas de fertilidad o varios abortos tempranos. Por lo tanto, la producción subóptima de energía por parte de las mitocondrias puede contribuir directamente a la infertilidad, los ciclos fallidos de FIV y la pérdida precoz del embarazo, contribuyendo a los errores de segregación cromosómica en los óvulos.

Pero el suministro de energía no solo es importante para el procesamiento cromosómico adecuado, sino que también proporciona el combustible necesario para el embrión en crecimiento. Los problemas con la producción de energía en un óvulo pueden manifestarse más adelante en el desarrollo del embrión, porque el ATP es necesario para todo el trabajo que un embrión debe hacer para crecer hasta la etapa de blastocisto y para implantarse con éxito. Se cree que las mitocondrias disfuncionales de los óvulos son especialmente problemáticas para la supervivencia temprana del embrión.

CoQ10 para mejorar la calidad del óvulo

Basándose en todos los conocimientos científicos sobre la importancia de las mitocondrias que funcionan plenamente para la calidad del óvulo y del embrión, es lógico pensar que cualquier cosa que podamos hacer para aumentar la función mitocondrial y ayudar a los óvulos a producir más energía mejorará la calidad del óvulo y la viabilidad del embrión. La investigación sugiere que la CoQ10 hace justamente eso.

Como explicó el Dr. Yaakov Bentov, un especialista en fertilidad que ha sido pionero en el uso de CoQ10 para mejorar la calidad de los óvulos: «Pensamos que no es el óvulo lo que es diferente [en las mujeres mayores]; es la capacidad del óvulo para producir el tipo de energía necesaria para completar todos los procesos que están implicados en la maduración y la fertilización. Por eso estamos recomendando que las mujeres tomen suplementos como la coenzima Q10».

La razón es que la CoQ10 es un suplemento ampliamente utilizado y los investigadores están investigando su efecto en una amplia gama de enfermedades para mejorar la función mitocondrial. Muchos estudios han demostrado que la adición de CoQ10 a las células cultivadas en el laboratorio aumenta la producción de ATP. También se ha encontrado que protege a las mitocondrias de daños.

Si la CoQ10 puede hacer lo mismo en los óvulos y aumentar el suministro de ATP necesario para alimentar el desarrollo de los óvulos, se espera que esto prevenga los errores cromosómicos y aumente la viabilidad del óvulo y el embrión. Si bien esto aún no ha sido definitivamente probado en grandes ensayos clínicos, la investigación científica indica que la CoQ10 puede de hecho mejorar la calidad de los óvulos, tal como cabría esperarse.

Uno de los estudios más tempranos que investigaban la CoQ10 y la calidad del óvulo descubrió que, agregando en laboratorio CoQ10 a óvulos de vacas, se dobla la proporción de óvulos que crecen hasta la etapa del embrión de cinco días. También aumenta la cantidad de ATP encontrada dentro de los embriones.

Más recientemente, el Dr. Bentov y sus colegas de Toronto han estado liderando la investigación sobre cómo la CoQ10 puede mejorar la calidad de los óvulos. Primero encontraron que el nivel de CoQ10 en las células que rodean los óvulos de ratón disminuye con el envejecimiento. Este descubrimiento llevó al grupo a la hipótesis de que la administración de suplementos de CoQ10 a los ratones envejecidos tal vez podría revertir algunos de los efectos del envejecimiento en la calidad de los óvulos y hacer que los óvulos de estos ratones más viejos se comportasen como óvulos de ratones más jóvenes.

Para investigar esa cuestión, el grupo administró CoQ10 a ratones de un año (el equivalente a las mujeres en el final de la cuarentena) y no solo se encontró un aumento significativo en la producción de ATP como se esperaba, sino también un aumento en el número de óvulos ovulados después de la estimulación hormonal. Los investigadores concluyeron que «el suplemento con nutrientes mitocondriales como CoQ10 puede conducir a la mejora en la calidad del óvulo y del embrión y al resultado de embarazo».

Como evidencia adicional del papel de la CoQ10 en la calidad del óvulo, varios investigadores de Italia han encontrado niveles más altos de esta molécula en los folículos ováricos que contienen óvulos de buena calidad. Esto se observó analizando el nivel de CoQ10 en el fluido de cada folículo ovárico en 20 mujeres sometidas a FIV. Los investigadores vieron niveles más altos de CoQ10 en folículos que contenían óvulos maduros y óvulos que dieron lugar a embriones de alto grado.

Los investigadores ahora creen que el tratamiento de las mujeres con un suplemento de CoQ10 antes de un ciclo de FIV debería aumentar la actividad mitocondrial y, por tanto, aumentar el número y la calidad de los óvulos. Sin embargo, hay que tener en cuenta un detalle importante. Los óvulos tardan al menos tres o cuatro meses en desarrollarse y la CoQ10 necesita varias semanas o meses para acumularse en los tejidos. Por esta razón, puede ser necesaria la ingesta de CoQ10 desde al menos cuatro o seis meses antes de un ciclo de FIV para que suponga una diferencia significativa en las posibilidades de éxito. Esta es una razón más para empezar a tomar CoQ10 tan pronto como sea posible si usted está tratando de concebir.

Fuentes de CoQ10

La CoQ10 se produce en casi cada célula en el cuerpo, así que no es técnicamente una vitamina y no necesitamos obtenerla de alimentos. Pero, a medida que envejecemos, puede ocurrir que el cuerpo no sea capaz de fabricar suficiente CoQ10 para satisfacer las demandas para producir la energía celular. Algunos alimentos contienen una cantidad importante de CoQ10, como sardinas, carne y aves de corral. Pero los estudios han demostrado que el aumento de la ingesta de estos alimentos no supone una gran diferencia en los niveles de CoQ10 del cuerpo. Esto es probablemente porque incluso los alimentos con el contenido más alto, como las sardinas, realmente no contienen la concentración de CoQ10 necesaria. Tendría que comer alrededor de 6 kilos de sardinas todos los días para obtener la misma cantidad de CoQ10 que se encuentra en una dosis de un suplemento típico. Así que, para mejorar la calidad de su óvulo, un suplemento es realmente el único enfoque práctico.

Complementar la CoQ10

Antes de hablar de cuánta CoQ10 tomar y cuándo, es importante entender las dos formas de este suplemento para asegurarse de que obtiene el correcto. Estas dos formas se encuentran naturalmente en el cuerpo y la única diferencia es un par de electrones, pero esos electrones son importantes. La forma estándar en los suplementos se llama **ubiquinona**. Esta forma no es muy soluble, por lo que no se absorbe bien. En el cuerpo, la ubiquinona se convierte (en química, el término es "se reduce") en la segunda forma de CoQ10 para convertirse en un antioxidante activo. Esta segunda forma se llama

ubiquinol. Más del 95% de la CoQ10 en circulación está en esta forma reducida de ubiquinol, y esa es la forma que usted querrá comprar porque es más fácil de absorber.

A pesar de que se sabe desde hace muchos años que la forma tradicional de suplemento, la ubiquinona, se absorbe mal, los suplementos de ubiquinol se introdujeron en 2006, solo porque los fabricantes tenían grandes dificultades para encontrar una forma de mantener la forma activa estable en un suplemento.

Una compañía japonesa llamada Kaneka resolvió ese problema, y el ubiquinol de la mayoría, si no de todos los suplementos está fabricado por esa compañía. Este ingrediente activo es formulado y envasado por diferentes marcas, la mayoría de las cuales citan KanekaQH en la parte posterior de la etiqueta. Algunas marcas de buena calidad incluyen Jarrow, Doctor's Best y Life Extension (todos disponibles en Amazon.co.jp).

Si acaba de ver una etiqueta que solo dice "CoQ10" sin más información, hay que suponer que es la ubiquinona de mala absorción, porque el ubiquinol es más caro de producir. En lugar de eso, debe buscar la palabra específica "ubiquinol" en la etiqueta, o "forma antioxidante activa" o "forma reducida". Estos suplementos serán más caros que la CoQ10 tradicional, pero tienen mayor valor, ya que puede tomar una dosis más pequeña y se absorberá una cantidad significativamente mayor del ingrediente activo.

Otra opción, aunque no tan buena como el ubiquinol, es elegir una formulación especial de ubiquinona que está diseñada para ser absorbida más fácilmente. Las compañías han hecho grandes esfuerzos para encontrar una manera de hacer que los suplementos de ubiquinona funcionen, porque son mucho más baratos de producir. Se ha desarrollado una variedad de soluciones para formular la ubiquinona de una manera que aumenta la absorción, como suspenderla en gotitas diminutas.

Los estudios han demostrado que algunas de estas formulaciones de alta tecnología son absorbidas significativamente mejor que los suplementos de ubiquinona tradicionales. Pero es probable que no exista una verdadera ventaja para la ubiquinona, aparte de un costo menor, por lo que probablemente el ubiquinol siga siendo una opción mejor.

Seguridad y efectos secundarios

Debido a que la CoQ10 en un tratamiento promete combatir una gama de enfermedades asociadas con la función mitocondrial deteriorada, se ha estudiado extensivamente en grandes ensayos clínicos. Como parte de estos estudios clínicos de doble ciego controlados con placebo, miles de personas han tomado ubiquinona con CoQ10 a dosis altas durante muchos años y han sido cuidadosamente observadas. Los investigadores no han informado de preocupaciones de seguridad, incluso en dosis de hasta 3000 mg/día. Al momento de escribir este capítulo, el único efecto secundario significativo reportado en estudios clínicos es el de síntomas gastrointestinales leves en un pequeño número de personas.

Aunque la mayoría de los estudios clínicos de gran tamaño han utilizado ubiquinona, estudios más pequeños también han demostrado que la forma de ubiquinol de absorción más fácil es también segura.

Otro posible efecto de la CoQ10 es que se ha informado de

que puede mejorar gradualmente el control de azúcar en sangre en personas con diabetes tipo 2, aunque los estudios sobre este punto han sido inconsistentes. Si tiene diabetes, es una buena idea consultar con su médico su plan para comenzar a tomar CoQ10. Con el tiempo es posible que su médico pueda reducir la dosis de su medicamento para la diabetes.

Dosis

Las mujeres inscritas en los estudios clínicos sobre CoQ10 y la calidad de los óvulos reciben una dosis diaria de 600 mg de CoQ10 tradicional. Esto equivale a aproximadamente 200-300 mg de ubiquinol. Los estudios clínicos fueron dirigidos a mujeres de 35 a 43 años con fracasos previos de FIV, por lo que, si no se enfrenta a los mismos obstáculos de fertilidad, una dosis menor de 100 mg de ubiquinol es probablemente suficiente. Debería hablar con su médico acerca de qué dosis es la adecuada para usted, pero estos son algunos ejemplos de dosis típicas:

- Plan Básico de Fertilidad: 100 mg de ubiquinol (o 200 mg de ubiquinona)

- Plan Intermedio de Fertilidad: 200 mg de ubiquinol (o 400 mg de ubiquinona)

- Plan Avanzado de Fertilidad: 300 mg de ubiquinol (o 600 mg de ubiquinona)

La CoQ10 también se absorbe mejor si lo toma con una comida, y los médicos recomiendan tomarla con el desayuno porque puede aumentar demasiado la energía por la noche y mantenerla despierta.

Puede ser necesario tomar CoQ10 durante al menos cuatro meses para tener un efecto significativo en la posibilidad de concebir, pero probablemente sea beneficioso incluso durante un tiempo más corto.

Conclusión

Teniendo en cuenta todo lo que sabemos acerca de cómo la CoQ10 aumenta la producción de energía en las mitocondrias, la importancia de esta producción de energía para el desarrollo de óvulos y embriones, lo segura que es la CoQ10, el hecho de que se encuentra naturalmente en el líquido folicular que rodea los óvulos de buena calidad, que mejora la calidad del óvulo y del embrión en los animales y los estudios de laboratorio, la evidencia actual sugiere que vale la pena tomar CoQ10 antes incluso de obtener pruebas de un estudio clínico en humanos a gran escala.

CAPÍTULO 7

La melatonina y otros antioxidantes

Recomendado para:
Plan de fertilidad Intermedio
y Avanzado

S E CREE QUE los antioxidantes desempeñan un papel vital en la calidad de los óvulos al proteger contra una afección conocida como estrés oxidativo. Aunque los folículos ováricos contienen naturalmente un conjunto de vitaminas y de enzimas antioxidantes, el nivel de antioxidantes disminuye a menudo en mujeres con infertilidad inexplicada, SOP e infertilidad relacionada con la edad.

Si usted es joven y sana y sin problemas de fertilidad, probablemente un multivitamínico prenatal y una dieta saludable (más sobre eso en el capítulo 11) le proporcionarán todos los antioxidantes que necesita. Pero si tiene 35 años o más, tiene SOP o infertilidad inexplicada, o se está preparando para la FIV, puede necesitar un suplemento antioxidante adicional para optimizar la calidad de los óvulos.

¿Qué son los antioxidantes?

Los antioxidantes han sido conocidos por desempeñar un papel importante en la fertilidad. El nombre químico de la vitamina E, el tocoferol, se basó realmente en este papel importante, procedente de la palabra griega "tocos", que significa "parto" y "phero", que significa "dar a luz". Existen muchos antioxidantes involucrados en la fertilidad.

Una explicación de la terminología es útil para establecer el contexto. El término "antioxidante" se refiere a una molécula que neutraliza moléculas reactivas de oxígeno. Las moléculas reactivas de oxígeno se forman durante el metabolismo normal e incluyen los "radicales libres", que son particularmente reactivos porque cada molécula de oxígeno tiene un electrón desemparejado. El problema con las moléculas reactivas del oxígeno, tales como radicales libres, es que causan la oxidación cuando reaccionan con otras moléculas.

El proceso de oxidación se puede ver en la vida cotidiana, como cuando el metal se oxida o la plata se empaña. Las reacciones químicas análogas ocurren dentro de las células. Si no se mantiene bajo control, la oxidación puede dañar el ADN, las proteínas, los lípidos, las membranas celulares y las mitocondrias. Pero ahí es donde entran los antioxidantes, que pueden considerarse protectores frente a esta reacción química de oxidación, análoga a usar jugo de limón para evitar que una manzana se torne marrón.

Debido al potencial de los oxidantes para causar daño celular, cada célula tiene un ejército de defensas antioxidantes, incluyendo enzimas antioxidantes producidas con el propósito específico de neutralizar los radicales libres. Otros componentes importantes del sistema de defensa antioxidante son las vitaminas A, C y E. Cada uno de estos antioxidantes se encuentra en el desarrollo de óvulos y tiene un papel que desempeñar en la prevención del daño oxidativo.

¿Cómo influyen los antioxidantes en la calidad del óvulo?

A medida que envejecemos, el daño oxidativo causa cada vez más problemas a los óvulos. Esto se debe en parte a un debilitado sistema antioxidante de defensa enzimática en los óvulos envejecidos; en los óvulos de mujeres mayores, los investigadores han visto reducida la producción de enzimas antioxidantes, lo que deja más moléculas oxidantes libres para causar daños. Desafortunadamente, los óvulos de las mujeres mayores también producen más moléculas oxidantes, porque el envejecimiento de las mitocondrias "filtra" electrones cuando se dañan, lo que crea moléculas oxidantes reactivas.

Las mitocondrias, esas minúsculas plantas de energía presentes en cada célula del cuerpo, son en realidad una fuente importante de moléculas reactivas de oxígeno y también una gran víctima. Las mitocondrias son particularmente sensibles al daño oxidativo y liberan más oxidantes cuando están dañadas, causando un ciclo vicioso que resulta en más daño y más radicales libres.

Todo este daño oxidativo a las mitocondrias reduce su capacidad de producir energía celular en forma de ATP, una energía que es de importancia vital para el desarrollo del óvulo y la viabilidad del embrión. Se cree que el daño oxidativo a las mitocondrias es una de las principales maneras en que el envejecimiento afecta la calidad del óvulo.

Este daño oxidativo no se limita a los óvulos de mujeres mayores. Los investigadores también han encontrado niveles reducidos de enzimas antioxidantes y niveles más altos de moléculas reactivas de oxígeno en mujeres con infertilidad inexplicada. En un estudio reciente, el 70% de las mujeres con insuficiencia ovárica prematura inexplicada presentaron niveles de oxidación elevados. Incluso en óvulos de ratones jóvenes, el estrés oxidativo reduce la producción de energía y desestabiliza el procesamiento cromosómico.

Como breve nota adicional, también se ha visto un mayor nivel de estrés oxidativo en mujeres con antecedentes de SOP, endometriosis, aborto espontáneo y preeclampsia. Con la excepción del SOP, todavía no se sabe qué causa el estrés oxidativo en estas afecciones, y el papel preciso del estrés oxidativo en la endometriosis sigue siendo controvertido.

En las mujeres con SOP, la afección a menudo implica resistencia a la insulina y alto nivel de azúcar en la sangre. Como resultado de este alto nivel de azúcar en la sangre, el cuerpo produce moléculas de oxígeno más reactivas, lo que aumenta el estrés oxidativo. (Por la misma razón, el control de los niveles de azúcar en la sangre a través de la dieta, como se discutió en el capítulo 11, es particularmente útil para limitar el estrés oxidativo en el origen).

Añadido a este problema de aumento de oxidantes en el SOP está el hecho de que el SOP también se asocia con una disminución de la actividad antioxidante. Como resultado de estos dos problemas, las mujeres con SOP tienen niveles más altos de oxidación, que se cree que dañan las mitocondrias y alteran el procesamiento de cromosomas. La mala calidad de los óvulos como resultado del estrés oxidativo es probablemente un componente importante de los problemas de fertilidad en el SOP.

La investigación científica es clara en cuanto que los óvulos y los embriones de las mujeres mayores y las mujeres con problemas de fertilidad han reducido los sistemas de defensa antioxidante y son más sensibles al daño oxidativo. Se cree que este daño oxidativo daña las mitocondrias, comprometiendo la producción de energía y la calidad del óvulo.

Afortunadamente, los antioxidantes pueden prevenir parte de este daño. Sin embargo, esta idea no está exenta de controversia, ya que una amplia revisión de estudios previos concluye que no hay pruebas de buena calidad de que los suplementos antioxidantes aumenten las tasas de nacidos vivos. No obstante, desde que se publicó esa revisión (en agosto de 2013), ha surgido más evidencia de que los antioxidantes juegan un papel importante en la fertilidad.

Por ejemplo, varios investigadores han descubierto que las mujeres con mayores niveles de antioxidantes totales durante los ciclos de FIV tienen una mayor probabilidad de quedar embarazadas. Más recientemente, un gran estudio de mujeres sometidas a tratamiento de fertilidad en Boston IVF y Harvard Vanguard Medical Associates concluyó que el uso de suplementos antioxidantes se asoció con un menor tiempo para el embarazo. Si bien todavía hay mucho más por investigar y se han dado muchos resultados contradictorios hasta ahora, el balance de la evidencia actual sugiere que tener las defensas antioxidantes bien armadas puede proteger los óvulos y mejorar la fertilidad.

Cuando se trata de determinar qué suplementos antioxidantes específicos son más útiles para la fertilidad, la investigación inicial sobre la vitamina C, la vitamina E, el ácido alfa lipoico y la N-acetilcisteína es alentadora, aunque no concluyente. Para un antioxidante en particular, sin embargo, un conjunto creciente de investigaciones demuestra constantemente que puede mejorar perceptiblemente la calidad del óvulo. Ese antioxidante es la melatonina.

Melatonina

La melatonina es una hormona secretada por la noche por una pequeña glándula situada muy en el interior del cerebro: la glándula pineal. Es posible que la conozca como una ayuda natural del sueño. La melatonina se utiliza para este propósito, ya que regula los ritmos circadianos diciéndole al cuerpo que se duerma por la noche y se despierte por la mañana. Es tan importante en la regulación del sueño que la exposición a la luz brillante por la noche, que suprime la producción de melatonina en el cerebro, puede comprometer la calidad del sueño y causar insomnio.

La melatonina no es solo un regulador del sueño, también está involucrada en la fertilidad. En algunas especies, la melatonina está implicada en la regulación de la fertilidad estacional para asegurar que los corderos, los terneros, y otros animales nazcan en primavera. La melatonina también juega un papel sorprendentemente importante en la fertilidad humana.

Una pista de que la melatonina es importante para la fertilidad humana es que en el líquido de los folículos ováricos se encuentran niveles particularmente altos de melatonina. Además, la cantidad de melatonina en el fluido folicular aumenta a medida que crecen los folículos. Esto se observó en mujeres sometidas a FIV, donde se encontraron niveles de melatonina más altos en los folículos desarrollados más grandes, en comparación con los folículos pequeños. Los investigadores han sugerido que el aumento del nivel de melatonina en los folículos tiene un papel importante en la ovulación.

La melatonina y la fertilidad

Lo que hace exactamente la melatonina en los ovarios todavía no se entiende completamente. La melatonina se ha considerado tradicionalmente como una molécula mensajera hormonal que trabaja uniéndose a receptores específicos y enviando un mensaje a las células. En otras palabras, se pensaba que era una molécula que simplemente se comunica, en lugar de tener un efecto biológico directo. Pero en 1993 se descubrió que la melatonina es también un poderoso antioxidante que neutraliza directamente los radicales libres. Esto ha sido confirmado por muchos estudios diferentes. En algunos aspectos, la melatonina es un antioxidante aún más potente que la vitamina C y la vitamina E.

Desafortunadamente, los niveles de melatonina disminuyen con la edad y, como resultado, los ovarios pierden este protector natural contra el estrés oxidativo. Esto podría contribuir a la infertilidad relacionada con la edad, pero también es un factor que se puede cambiar. Los científicos han descubierto recientemente que tomar un suplemento de melatonina puede restaurar las defensas antioxidantes dentro de los óvulos y mejorar la calidad de los mismos.

La historia de la melatonina y la calidad de los óvulos comienza en el laboratorio, donde los óvulos de ratón crecidos en presencia del potente oxidante peróxido de hidrógeno no fueron capaces de desarrollarse adecuadamente. Pero, cuando se añadió melatonina, el efecto perjudicial del peróxido de hidrógeno se bloqueó. Este intrigante hallazgo sugirió que la melatonina protegía contra el estrés oxidativo, estimulando la investigación adicional.

Los estudios de laboratorio posteriores descubrieron que la melatonina tiene este efecto protector incluso sin que haya un agente oxidante añadido. Por ejemplo, en óvulos de cerdo cultivados en el laboratorio, los óvulos crecidos con melatonina añadida tenían más probabilidades de madurar y presentaban niveles más bajos de moléculas reactivas de oxígeno.

La melatonina tiene efectos beneficiosos no solo en los óvulos sino también en los embriones. Los embriones de ratón cultivados en laboratorio con melatonina mostraron un aumento en la tasa de formación de embriones en la etapa de blastocisto. La melatonina también mejoró el desarrollo de embriones de cerdos y vacas, y los investigadores determinaron que esto era debido, al menos en parte, a su actividad antioxidante.

Todos estos estudios llevaron a los médicos a pensar que la melatonina también podría mejorar la calidad del óvulo y del embrión en mujeres sometidas a FIV. Y así comenzaron los ensayos clínicos humanos. En uno de los primeros estudios que administraron melatonina a mujeres sometidas a FIV, los investigadores encontraron que la melatonina redujo los niveles de estrés oxidativo y daño oxidativo celular en los folículos ováricos, un descubrimiento muy prometedor.

Los investigadores descubrieron después que la melatonina no solo reduce el daño oxidativo, sino que también mejora la calidad del óvulo y del embrión. En un estudio dirigido por el Dr. Hiroshi Tamura, nueve mujeres recibieron melatonina desde el comienzo de un ciclo de FIV, y su calidad de óvulo se comparó con el ciclo previo de cada mujer. Después del tratamiento con melatonina hubo una mejora drástica, con un promedio del 65% de los óvulos que progresaron hasta dar lugar a embriones de buena calidad, en comparación con solo el 27% del ciclo anterior.

El siguiente paso fue investigar el impacto de la melatonina en la tasa de embarazo real en FIV para ver si la melatonina realmente aumentaba la probabilidad de quedar embarazada. Para ello, el Dr. Tamura y un grupo de médicos de Japón realizaron un estudio clínico pionero en el que participaron 115 mujeres que tenían un ciclo anterior de FIV fracasado y una baja tasa de fertilización. Antes de emprender otro ciclo de FIV, la mitad de las mujeres recibieron melatonina. Estas mujeres pasaron a tener una tasa de fertilización mucho mayor que el ciclo anterior, y casi el 20% de las mujeres tratadas con melatonina se quedó embarazada.

Por el contrario, las mujeres que no recibieron melatonina tuvieron la misma tasa baja de fertilización que su ciclo anterior, y solo el 10% de estas mujeres quedaron embarazadas. Estos resultados demostraron que la melatonina mejoró la tasa de fertilización y casi duplicó la posibilidad de quedar embarazada a través de la FIV.

El Dr. Tamura señaló: «Nuestro estudio representa la primera aplicación clínica del tratamiento de la melatonina para pacientes con infertilidad. Este trabajo debe ser confirmado, pero creemos que el tratamiento con melatonina se convertirá en una opción significativa para mejorar la calidad de los ovocitos en las mujeres que no pueden quedar embarazadas debido a la mala calidad de los ovocitos».

En un estudio similar, esta vez en Italia, los médicos descubrieron que un suplemento diario de melatonina antes de la FIV aumentaba la proporción de óvulos maduros respecto a los inmaduros, y condujo a un mayor número de embriones de alta calidad.

Estos estudios juntos muestran que la melatonina puede ser particularmente beneficiosa para las mujeres que se someten a FIV cuando ya han tenido ciclos de FIV fallidos debido a la mala calidad del óvulo.

Lamentablemente, no es una buena idea tomar un suplemento de melatonina si está tratando de concebir naturalmente, porque parece que la melatonina puede tener un papel directo en la regulación de la producción de hormonas que controlan el ciclo de la ovulación. Un suplemento de melatonina puede alterar el equilibrio hormonal natural e interferir con la ovulación.

Esto no es una preocupación en el contexto de la FIV porque se administran grandes dosis de hormonas para regular artificialmente el ciclo y la ovulación no necesita ser cuidadosamente orquestada por los niveles de hormona natural. Para las mujeres a punto de pasar por un ciclo de FIV, la melatonina es tan beneficiosa para la calidad del óvulo que cualquier efecto menor sobre las hormonas se considera irrelevante. Para las mujeres que tratan de concebir naturalmente, lo contrario es probablemente cierto, y la interrupción de la ovulación puede ser un precio demasiado alto para conseguir la mejora de la calidad de los óvulos.

Si está tratando de concebir sin FIV, un posible enfoque para obtener algunos de los beneficios de la melatonina sin riesgo de interrumpir la ovulación es restaurar naturalmente los niveles normales de melatonina a través de la exposición a la luz. Por ejemplo, aprovechar la oportunidad de ir a dar un paseo al aire libre por la mañana temprano puede ser beneficioso, porque recibir más de una hora o dos de luz solar durante el día aumenta los niveles de melatonina por la noche. Por el contrario, la luz brillante durante la noche puede suprimir artificialmente los niveles de melatonina, por lo que es aconsejable atenuar las luces y evitar el tiempo de pantalla una o dos horas antes de acostarse.

Algunos alimentos también contienen pequeñas cantidades de melatonina, como las cerezas agrias. La forma más fácil de aprovechar esta fuente de melatonina natural es beber jugo de cereza agria en la noche. La mayor concentración se encuentra en la variedad Montmorency de cerezas agrias, cuyo jugo se puede encontrar en línea. Otros alimentos que contienen pequeñas cantidades de melatonina incluyen cebada y nueces. Pero si se está preparando para un ciclo de FIV, la forma más fácil de obtener suficiente melatonina para maximizar la calidad del óvulo es a través de un suplemento.

Añadiendo un suplemento de melatonina

Las clínicas de fertilidad que se mantienen al tanto de la investigación científica ahora recomiendan rutinariamente los suplementos de melatonina para las mujeres que se preparan para los ciclos de FIV, particularmente cuando la mala calidad del óvulo es causa de preocupación.

La dosis de melatonina utilizada en los estudios clínicos sobre la calidad de los óvulos en la FIV es un comprimido de 3 mg poco antes de acostarse, comenzando al inicio del ciclo de FIV, típicamente el día en que se inicia un antagonista de la GnRH como Lupron. Los suplementos de melatonina pueden causar somnolencia diurna, mareos e irritabilidad, y pueden empeorar la depresión. Si los efectos secundarios le molestan, es probable que le ayude cambiar a una dosis más pequeña.

Otros antioxidantes estimulantes de la fertilidad

Si está tratando de concebir sin FIV y, por lo tanto, la melatonina no es el suplemento adecuado para usted, otros suplementos antioxidantes alternativos pueden tener beneficios similares. Aunque estos antioxidantes no están por la misma evidencia clara que demuestre su capacidad para mejorar la calidad del óvulo, vale la pena considerar la adición de uno de ellos a su régimen de suplementos. Estos antioxidantes también se pueden utilizar junto con la melatonina en caso de que se esté preparando para la FIV y esté particularmente preocupada por la calidad de sus óvulos.

Vitamina E

La vitamina E es un antioxidante soluble en grasa que se encuentra en los frutos secos, las semillas y el aceite. La investigación preliminar en animales y seres humanos sugiere ahora que la vitamina E podría tener un efecto beneficioso sobre la calidad del óvulo. Uno de los ejemplos más interesantes es un estudio en humanos que comparó la capacidad de la vitamina E y la melatonina para reducir el daño de los radicales libres en los folículos ováricos. Los investigadores encontraron que ambos suplementos eran efectivos, aunque se requería una dosis 200 veces mayor de vitamina E para el mismo nivel de protección contra los radicales libres. Es decir, 600 mg de vitamina E tuvieron un efecto similar a 3 mg de melatonina.

Este estudio utilizó una dosis alta de vitamina E, aproximadamente el doble de la dosis diaria máxima recomendada. Para explicar esto en términos prácticos, los suplementos de vitamina E a menudo se etiquetan con "UI" para las unidades internacionales, y 600 mg es equivalente a 900 UI. Un multivitamínico prenatal típico contendrá 30-60 UI, mientras que un suplemento típico de vitamina E contendrá 400 UI.

Aunque la vitamina E se considera generalmente como muy segura, la Autoridad Europea de Seguridad Alimentaria ha indicado que los adultos no deben tomar más de 300 mg al día, lo que equivale a 450 UI.

El Centro de Medicina Reproductiva de Colorado (CCRM, por sus siglas en inglés) recomienda que las mujeres que se preparan para la FIV tomen 200 UI de vitamina E porque «los estudios sugieren que 400 UI pueden no ser buenos para la salud general». El CCRM también advierte que la vitamina E no debe ser utilizada por las personas que están tomando aspirina, ya que se suma al efecto anticoagulante de la aspirina.

Mientras que un suplemento de vitamina E por sí solo puede no ser suficiente para mejorar drásticamente la calidad de los óvulos, cada pequeña mejoría incremental en la calidad del óvulo ayuda.

Un estudio publicado en 2014 por la Dra. Elizabeth Ruder y sus colegas agrega más apoyo a la opinión de que los suplementos de vitamina E son particularmente útiles para las mujeres con infertilidad inexplicada. El estudio incluyó a más de 400 mujeres con infertilidad inexplicada que estaban tratando de concebir a través de IUI y FIV. Los investigadores encontraron que, en mujeres mayores de 35 años, una mayor ingesta de vitamina E a través de suplementos se asociaba a un tiempo menor para lograr la gestación.

Aunque se necesita más investigación, los expertos creen ahora que la vitamina E puede compensar en parte la disminución de los niveles de antioxidantes que ocurre naturalmente a medida que las mujeres envejecen. Si decide tomar un suplemento de vitamina E, además de la pequeña cantidad de vitamina E presente en su multivitamínico prenatal, lo mejor es errar por el lado de la precaución y buscar uno que no contenga más de 200 UI.

Vitamina C

La vitamina C es un antioxidante soluble en agua que se encuentra naturalmente en grandes cantidades en los folículos ováricos. En los ratones más viejos, las vitaminas C y E previnieron al menos parte de la disminución relacionada con la edad en la función ovárica. Un derivado de la vitamina C también mejoró la calidad de los embriones de cerdo en un estudio de laboratorio. En estudios en humanos, sin embargo, las pruebas de que tomar vitamina C adicional mejora la fertilidad femenina todavía son limitadas.

Uno de los pocos estudios hasta la fecha que muestra resultados positivos del uso de suplementos de vitamina C es el mismo estudio de 2014 descrito anteriormente en el contexto de la vitamina E. Además de investigar el valor de los suplementos de vitamina E, el estudio también exploró si los suplementos de vitamina C fueron útiles para las mujeres con infertilidad inexplicada.

Los investigadores encontraron que, al menos para las mujeres de un peso saludable y las mujeres menores de 35 años, el aumento de la ingesta de vitamina C de los suplementos se asoció con un menor tiempo para concebir. Esto no significa que se piense que la vitamina C sea menos útil para las mujeres mayores o con sobrepeso, sino más bien que el efecto no se vio en el estudio porque probablemente la dosis era demasiado baja para estos grupos. Los investigadores explicaron que, en las mujeres con sobrepeso y en la mayoría de las mujeres en el grupo de edad más avanzada, su ingesta de vitamina C probablemente no era suficiente para compensar sus ya altos niveles de oxidación.

Si elige agregar un suplemento de vitamina C, la CCRM recomienda una dosis de 500 mg.

Ácido alfa-lipoico

El ácido alfa-lipoico es otro suplemento que tiene propiedades antioxidantes bien establecidas y, por lo tanto, puede beneficiar la calidad de los óvulos. Se produce naturalmente en el cuerpo y tiene la rara capacidad de actuar como un antioxidante soluble en agua y soluble en grasa. Por el contrario, la vitamina C es soluble en agua y la vitamina E es soluble en grasa, por lo que estos antioxidantes tienen un alcance más limitado.

El ácido alfa-lipoico es también un suplemento prometedor porque se encuentra naturalmente en las mitocondrias, donde ayuda a la producción de energía. Los estudios en animales han descubierto que el ácido alfa-lipoico puede proteger las mitocondrias de los efectos del envejecimiento. Cuando las personas toman suplementos de ácido alfa-lipoico, el nivel total de antioxidantes en el torrente sanguíneo aumenta significativamente, y hay un aumento en la actividad de las enzimas antioxidantes.

También hay algunas pruebas de que el ácido alfa-lipoico mejora la fertilidad. Por ejemplo, los estudios de laboratorio han encontrado que este antioxidante puede mejorar la maduración del óvulo y la viabilidad del embrión.

Los especialistas en fertilidad de Toronto que dirigieron la investigación innovadora sobre CoQ10 también investigaron la capacidad del ácido alfa-lipoico para mejorar el número y la calidad de los óvulos. Se les dio a los ratones suplementos de CoQ10 o ácido alfa-lipoico para probar la hipótesis de que ambos compuestos son antioxidantes que mejoran la función mitocondrial y, por tanto, mejoran la calidad de los óvulos. Los investigadores pensaron que tanto la CoQ10 como el ácido alfa-lipoico serían particularmente útiles porque no son solo antioxidantes, sino que también están directamente involucrados en la actividad de las mitocondrias.

Aunque esta investigación encontró que la CoQ10 mejoró el número y la calidad de los óvulos, el ácido alfa-lipoico no parecía tener el mismo beneficio. Sin embargo, en un artículo publicado en 2013, tres años después de estos resultados decepcionantes, los mismos investigadores sostuvieron que la suplementación con nutrientes mitocondriales como el ácido alfa-lipoico puede mejorar la calidad del óvulo y del embrión y puede llevar a un embarazo saludable para las mujeres mayores.

También hay algunas pruebas directas de que el ácido alfa-lipoico puede mejorar específicamente la fertilidad en las mujeres con SOP, ya que un estudio descubrió que las mujeres que toman 600 mg dos veces al día durante 16 semanas habían mejorado la sensibilidad a la insulina y habían comenzado a ovular normalmente.

Por lo tanto, a pesar de que la capacidad general del ácido alfa-lipoico para mejorar la calidad del óvulo aún no ha sido probada en grandes estudios clínicos, los expertos en esta área no renuncian a la esperanza de que el ácido alfa-lipoico pueda ayudar, y no solo en el contexto de SOP. Hay una razón teórica sólida por la que parece que mejora la calidad de los óvulos y además se considera muy seguro, por lo que vale la pena intentarlo, además de tomar suplementos más probados como CoQ10 y melatonina.

Seguridad y efectos secundarios del ácido alfa-lipoico

En ensayos clínicos de ácido alfa-lipoico no se han reportado efectos secundarios significativos. El efecto secundario más común es la náusea, pero incluso esto es raro en dosis de 600 mg por día.

Se ha sugerido que el ácido alfa-lipoico puede disminuir las hormonas tiroideas, por lo que, si tiene problemas de tiroides, no debe tomar este suplemento antes de consultarlo con su médico. El ácido alfa-lipoico también puede mejorar los niveles de azúcar en la sangre en los diabéticos por lo que, si padece diabetes, debe ser cuidadosamente monitoreado cuando comience a tomar este suplemento. En última instancia, su médico podría decidir disminuir la dosis de su medicamento para la diabetes.

Dosis y composición del ácido alfa-lipoico

Debido a que ha habido muy poca investigación sobre la eficacia del ácido alfa-lipoico para mejorar la calidad del óvulo, es difícil determinar la dosis apropiada. Lo mejor que podemos hacer es elegir la dosis típicamente utilizada en los ensayos clínicos y que ha demostrado ser eficaz para otras afecciones, como el dolor del nervio diabético. Esta dosis es de 600 mg al día (aunque el estudio que muestra un beneficio en el SOP dio a las mujeres el doble de esta dosis, 600 mg dos veces al día). Si no está seguro de si desea tomar este suplemento, en su lugar podría probar una dosis más baja de 100 mg por día, que es otra dosis estándar que se encuentran en los suplementos de ácido alfa-lipoico.

Antes de elegir un suplemento de ácido alfa-lipoico, es importante saber qué forma buscar. Cuando el ácido alfa-lipoico se sintetiza en el cuerpo, se hace en una forma específica llamada ácido R-alfa-lipoico. Sin embargo, cuando se sintetiza en el laboratorio, uno de los grupos químicos se puede voltear para que la molécula en su conjunto sea una imagen especular del ácido R-alfa-lipoico (de la misma manera que su mano izquierda es una imagen especular de su derecha mano).

Muchos suplementos de ácido alfa-lipoico son una mezcla de estas dos formas, con moléculas zurdas y diestras. Si puede encontrar un suplemento específicamente etiquetado como "ácido r-alfa-lipoico", o "ácido R-lipoico" para abreviar, es una mejor opción, porque esta es la forma natural producida en el cuerpo, se absorbe más fácilmente y es probable que sea más eficaz.

El ácido alfa-lipoico también se absorbe mejor con el estómago vacío, por lo que, para obtener el máximo provecho de este suplemento, debe tomarlo 30 minutos antes de comer o 2 horas después.

N-acetilcisteína

Otro antioxidante que puede beneficiar la calidad del óvulo y la fertilidad se llama N-acetilcisteína. Este derivado de aminoácido actúa como un antioxidante y también aumenta la actividad de otro antioxidante crítico dentro de las células, llamado glutatión. Se usa comúnmente como antídoto contra la intoxicación por sobredosis de acetaminofén (también conocido como Tylenol o paracetamol).

La mayor parte de la investigación sobre la N-acetilcisteína y la fertilidad se ha centrado en el SOP, descubriendo que la N-acetilcisteína aumenta la ovulación y la probabilidad de embarazo cuando la toman mujeres con SOP junto con un fármaco inductor de la ovulación como Clomid.

En un ensayo clínico, las mujeres con SOP tomaron N-acetilcisteína y Clomid durante 5 días por ciclo durante 12 ciclos. Las tasas de embarazo aumentaron de 57% (mujeres que tomaron placebo) a 77% para las mujeres que tomaron N-acetilcisteína. El grupo que tomó N-acetilcisteína también tuvo tasas de ovulación mejoradas y tasas de aborto mucho más bajas.

Otro ensayo clínico similar vio resultados aún más sorprendentes. Las mujeres con SOP que en promedio habían sufrido infertilidad durante más de 4 años tomaron N-acetilcisteína y el fármaco estimulante de la ovulación Clomid durante 5 días. Después del tratamiento, el 45% de las mujeres que tomaron N-acetilcisteína ovuló, en comparación con el 28% en el grupo placebo. Además, el 21% de las mujeres que tomaron N-acetilcisteína quedaron embarazadas, en comparación con el 9% de las mujeres que tomaron el placebo.

Los autores plantearon la hipótesis de que la N-acetilcisteína puede mejorar la ovulación en el SOP mejorando la respuesta a la insulina. Otros investigadores han visto que la N-acetilcisteína reduce efectivamente los niveles de insulina y testosterona en el SOP.

Pero la N-acetilcisteína también es un antioxidante y, por esta razón, los investigadores creen que también puede mejorar la calidad de los óvulos y la fertilidad en las mujeres sin SOP. Específicamente, al actuar como antioxidante, puede contrarrestar el efecto del envejecimiento sobre la calidad del óvulo.

Hasta ahora, la evidencia que apoya esta idea proviene solamente de estudios muy recientes en animales, pero esta investigación es bastante prometedora. Por ejemplo, un estudio en ratones descubrió que incluso el tratamiento a corto plazo con N-acetilcisteína mejoraba el número y la calidad de los óvulos fertilizados, y también mejoraba el desarrollo embrionario. El uso a largo plazo parecía prevenir la disminución de la fecundidad relacionada con la edad.

Los autores de este estudio sugirieron que el efecto beneficioso sobre la calidad del óvulo y del embrión se debía a las propiedades antioxidantes de la N-acetilcisteína y que, al reducir el estrés oxidativo en los ovarios, este suplemento podría prevenir o retrasar el envejecimiento ovárico. De hecho, investigaciones anteriores de algunos de estos investigadores indicaban que la N-acetilcisteína reduce el estrés oxidativo, reduce el daño cromosómico, reduce la inestabilidad cromosómica y mejora el desarrollo de óvulos y embriones.

En una investigación independiente, también publicada en 2012, se aislaron óvulos inmaduros de ovarios de cerdo y se cultivaron en el laboratorio con o sin N-acetilcisteína. Los investigadores vieron una disminución significativa en el porcentaje de óvulos con ADN fragmentado y un aumento en el porcentaje de embriones que alcanzaron la etapa de blastocisto cuando los óvulos fueron tratados con N-acetilcisteína. También hubo una mejora en el desarrollo de óvulos y embriones.

Aunque aún no se ha confirmado en estudios en humanos, podemos estar a punto de ver un beneficio significativo para la calidad del óvulo y el embrión en los seres humanos, y la N-acetilcisteína puede convertirse en el suplemento más comúnmente recomendado para las mujeres que se preparan para la FIV.

Basado en la investigación actual, todo lo que sabemos es que la N-acetilcisteína parece ser muy útil para mejorar la fertilidad en las mujeres con SOP, pero dado que es un antioxidante poderoso, también puede mejorar la calidad del óvulo y los embriones en otras mujeres.

Otra intrigante tendencia apoyada por la investigación sobre la N-acetilcisteína es que podría disminuir el riesgo de aborto espontáneo. Un grupo de mujeres con aborto involuntario recurrente sin explicación recibieron 600 mg al día junto con ácido fólico, y los resultados del embarazo se compararon con mujeres que solo tomaron ácido fólico. La combinación de N-acetilcisteína y ácido fólico se asoció con una reducción muy drástica en la probabilidad de aborto espontáneo. Las mujeres que tomaron N-acetilcisteína tenían el doble de probabilidades de volver con un bebé a casa que las mujeres que no tomaban N-acetilcisteína.

Otros estudios también han demostrado que la N-acetilcisteína disminuye la tasa de aborto espontáneo en un 60% de mujeres con SOP. Parece que este beneficio no se limita a las mujeres con SOP, por lo que puede considerar la posibilidad de tomar un suplemento de N-acetilcisteína si ha sufrido múltiples abortos involuntarios.

Seguridad y efectos secundarios de la N-acetilcisteína

La N-acetilcisteína es ampliamente utilizada por los médicos para una variedad de afecciones, pero el historial de seguridad de este suplemento no es del todo tranquilizador. Por ejemplo, se han producido reacciones alérgicas graves después del uso de N-acetilcisteína para tratar la sobredosis del analgésico. Una reacción alérgica a la N-acetilcisteína puede ser particularmente peligrosa si usted es asmática. Si decide tomar N-acetilcisteína, debe hacerlo bajo la supervisión de un médico y averiguar más sobre los riesgos de seguridad.

Dosis de N-acetilcisteína

La dosis utilizada para tratar a las mujeres con SOP en ensayos clínicos es de 1.2 g por día, pero este uso fue durante un periodo de tiempo muy breve. A las mujeres solo se les administró N-acetilcisteína durante cinco días, correspondiente a la dosis de cinco días de Clomid. En el estudio sobre el aborto recurrente, la dosis fue de 600 mg al día.

Conclusión

Muchos expertos creen que el estrés oxidativo es un importante mecanismo subyacente en el envejecimiento ovárico. Para prevenir el daño oxidativo en los óvulos, las moléculas reactivas del oxígeno (como los radicales libres) deben ser continuamente controladas por los antioxidantes naturales de los óvulos. Pero en mujeres con infertilidad relacionada con la edad, SOP, o infertilidad inexplicada, este sistema de defensa antioxidante natural puede verse comprometido, creando la necesidad de proporcionar antioxidantes adicionales.

La melatonina es uno de los antioxidantes más eficaces para mejorar la calidad de los óvulos, pero puede interrumpir la ovulación en las mujeres que tratan de concebir de forma natural. La melatonina es, por lo tanto, más útil si usted está tratando de concebir a través de la fertilización in vitro, mientras que la vitamina E, la vitamina C o el ácido alfa-lipoico son mejores opciones si está tratando de concebir naturalmente.

CAPÍTULO 8

Restauración de la ovulación con mio-inositol

Recomendado para:
Plan de fertilidad intermedio y avanzado

EL MIO-INOSITOL ES particularmente útil para restaurar la ovulación y mejorar la calidad del óvulo en mujeres con SOP o resistencia a la insulina. También puede ser útil para las mujeres sin SOP que no están ovulando regularmente. Otro posible papel para el mio-inositol es en la reducción del riesgo de aborto involuntario asociado con la resistencia a la insulina.

No se recomienda para: Muchos estudios han demostrado que el mio-inositol es muy seguro, con pocos o ningún efecto secundario. Sin embargo, el mio-inositol debe usarse con precaución si usted tiene esquizofrenia o trastorno bipolar, porque existe un riesgo teórico de exacerbar episodios maníacos.

¿Por qué el mio-inositol?

El mio-inositol se ha convertido recientemente en un suplemento de fertilidad ampliamente recomendado, pero la historia del papel del mio-inositol en la calidad del óvulo comenzó hace más de 10 años. En 2002, el Dr. Tony Chiu y un grupo de investigadores de Hong Kong publicaron los resultados del primer estudio que vinculaba directamente esta vitamina B con la calidad del óvulo y del embrión. Encontraron el vínculo mediante el seguimiento de los niveles de mio-inositol dentro de cada folículo ovárico en 53 mujeres sometidas a FIV y comparando más tarde la cantidad de mio-inositol en cada folículo con la calidad del óvulo y si más tarde fue fertilizado.

Los resultados fueron inequívocos. Se encontraron niveles más altos de mio-inositol en los folículos ováricos que contenían óvulos maduros que posteriormente se fertilizaron con éxito que en los folículos que contenían óvulos inmaduros que no fertilizaron. Este mismo estudio también descubrió una relación entre la concentración de mio-inositol en los folículos ováricos y la calidad del embrión. Se encontró una mayor cantidad de mio-inositol en los folículos que contenían óvulos que se convirtieron en embriones de buena calidad.

Para investigar los niveles de mio-inositol en los folículos ováricos, el Dr. Chiu se inspiró en una investigación mucho más temprana que demostraba que este compuesto es un precursor importante de moléculas de señalización llamadas fosfolípidos de inositol. Estas moléculas de señalización comunican mensajes y, por lo tanto, regulan una amplia gama de actividades biológicas dentro de las células, incluyendo el desarrollo de los óvulos.

El nuevo vínculo entre niveles más altos de mio-inositol y óvulos de mayor calidad planteó una posibilidad intrigante para los investigadores: quizás la adición de mio-inositol extra en forma de suplemento podría mejorar la calidad de los óvulos y la fertilidad. Se necesitaron más de cinco años para probar esa hipótesis, y los estudios demostraron que la respuesta no era tan simple. Resulta que los suplementos de mio-inositol solo tienen un claro beneficio en las mujeres con SOP o resistencia a la insulina.

El mio-inositol y el SOP

Para entender por qué el mio-inositol es beneficioso para el SOP, necesitamos volver a la causa subyacente de los desequilibrios hormonales de esta afección. Los médicos han sabido durante más de 30 años que el SOP se asocia con niveles altos de insulina, incluso en mujeres con un peso saludable. Los altos niveles de insulina parecen ser causantes directos de infertilidad en SOP debido al aumento de los niveles de hormonas como la testosterona en los ovarios.

Basándose en esta comprensión, el SOP se ha tratado con varios fármacos que hacen que el cuerpo responda mejor a la insulina. Estos fármacos pretenden hacer que las células sean más sensibles al mensaje de la insulina para absorber la glucosa del torrente sanguíneo, mejorando así los niveles de glucosa en la sangre y disminuyendo los niveles de insulina. Un ejemplo es la metformina, que ha sido ampliamente estudiada para mejorar el control del azúcar en la sangre en SOP y diabetes.

La hipótesis para usar la metformina para mejorar la fertilidad en SOP es que, haciendo que los niveles de insulina regresen a la normalidad, también podríamos reequilibrar las hormonas reproductivas y restaurar la ovulación. La metformina, sin embargo, tiene algunos efectos secundarios significativos, como náuseas y vómitos, y no está claro qué tan bien funciona. En este contexto, los científicos comenzaron a buscar alternativas para mejorar la función de la insulina en las mujeres con SOP, con el objetivo final de mejorar la fertilidad. Aquí es donde la historia vuelve al mio-inositol. Ya se sabía que algunas moléculas de la familia del inositol están implicadas en la función de la insulina y en el metabolismo del azúcar. También se sabe que es posible que el mio-inositol esté agotado en mujeres con SOP. La pieza final del rompecabezas fueron los experimentos del Dr. Chiu que mostraron niveles más altos de mio-inositol en los folículos asociados con óvulos de buena calidad.

Todo esto llevó a los médicos a sospechar que tal vez el mio-inositol podría mejorar la actividad de la insulina, la ovulación y la calidad de los óvulos en las mujeres con SOP. Y tenían razón.

Muchos estudios han demostrado sistemáticamente que tomar un suplemento de mio-inositol es beneficioso en las mujeres con SOP. En uno de los primeros estudios, publicado en 2007, 25 mujeres con SOP tomaron un suplemento de mio-inositol durante seis meses. Antes del inicio del estudio, todas estas mujeres habían experimentado al menos un año de infertilidad y menos de seis ciclos menstruales por año, y se había determinado que la causa más probable de su infertilidad era la disfunción de la ovulación. A lo largo de los seis meses que se administró el mio-inositol, el 72% de estas mujeres comenzaron a ovular normalmente otra vez. Más de la mitad de estas mujeres quedaron embarazadas.

Se alcanzaron resultados similares en varios estudios posteriores, incluyendo un estudio en el que tanto el médico como el paciente eran ciegos en cuanto a si un paciente en particular era asignado al mio-inositol o a un placebo, minimizando la posibilidad de sesgo y el efecto placebo. Los resultados fueron contundentes: en las mujeres que recibieron mio-inositol, casi el 70% ovuló en comparación con solo el 21% de ovulación después de tomar el placebo.

Todos estos estudios que muestran una ovulación restaurada y mejores posibilidades de concebir naturalmente son solo una parte de la historia. A un nivel más detallado, los ciclos de FIV también han permitido a los médicos observar directamente el impacto positivo del mio-inositol sobre la calidad del óvulo y los embriones en mujeres con SOP.

En el primer estudio de FIV que mostraba este impacto positivo, las mujeres recibieron mio-inositol a partir del mismo día que los medicamentos de FIV. Se descubrió que el mio-inositol aumenta la proporción de óvulos maduros recuperados y disminuye el número de óvulos inmaduros y degenerados, en comparación con las mujeres que no reciben mio-inositol. Además, se cancelaron menos ciclos debido a la preocupación por la sobreestimulación de los ovarios.

Cuando el suplemento de mio-inositol se inició antes, este tuvo un impacto aún mayor en los resultados de la FIV en las mujeres con SOP. En un ensayo doble ciego, los médicos dieron a las mujeres 2 gramos de mio-inositol más ácido fólico dos veces al día durante tres meses y dieron solo ácido fólico a un segundo grupo. Cuando las mujeres se sometieron a FIV, las que habían estado tomando mio-inositol tenían folículos más maduros, más óvulos recuperados y menos óvulos inmaduros recuperados en comparación con las mujeres que tomaban únicamente ácido fólico. Curiosamente, este estudio también encontró una proporción mucho mayor de embriones de alta calidad en las mujeres que tomaban mio-inositol: 68% frente al 29% en las mujeres que tomaban solo ácido fólico.

En resumen, el mio-inositol parece mejorar el desarrollo de los óvulos y la calidad del embrión en las mujeres con SOP, junto con la disminución de la insulina y la mejora del control de azúcar en la sangre. Y no solo las mujeres con baja sensibilidad a la insulina pueden beneficiarse. Un estudio realizado en Italia y publicado en 2011 descubrió que incluso en las pacientes con SOP que tienen una respuesta normal a la insulina, el tratamiento con mio-inositol mejoró la calidad del óvulo y del embrión durante la FIV.

¿Qué pasa si no tiene SOP?

Desafortunadamente, cuando se trata de mejorar la fertilidad en mujeres sin SOP o resistencia a la insulina, parece que el mio-inositol no es muy útil. Esperamos que el mio-inositol tenga un beneficio general para la calidad de los óvulos basado en el estudio del Dr. Chiu de 2002, que mostraba un vínculo entre niveles altos de mio-inositol en los folículos y óvulos de buena calidad, pero esto no ha conducido a los resultados esperados en los estudios en humanos.

En un estudio reciente en Italia, en el que los médicos administraron mio-inositol a mujeres sin SOP durante tres meses antes de un ciclo de FIV, los resultados fueron poco impresionantes. El mio-inositol en realidad parecía reducir el número de óvulos y embriones maduros. Si bien la tasa de implantación y las tasas de embarazo fueron ligeramente mayores en el grupo de mio-inositol en comparación con el grupo al que se administró placebo, el estudio fue demasiado pequeño para probar si esta diferencia era real o se producía por casualidad.

Como señalaron los autores del estudio, reducir el número de óvulos que maduran en un ciclo de FIV no es del todo malo, ya que podría significar que el mio-inositol reduce el riesgo de hiperestimulación ovárica, que es un resultado ocasional de los ciclos de FIV en los que también muchos folículos maduran al mismo tiempo, causando complicaciones peligrosas.

Sin embargo, la clara implicación de la investigación actual es que el mio-inositol tiene mucho más valor en las mujeres con SOP que en otras formas de infertilidad. Sin embargo, el mio-inositol puede valer la pena si no se le ha diagnosticado SOP, pero sí tiene resistencia a la insulina, o no está ovulando regularmente y su médico no puede determinar la causa. Es posible que comparta algunos de los desequilibrios hormonales subyacentes comunes al SOP y podría beneficiarse de un suplemento de mio-inositol para restaurar la ovulación normal.

Mio-inositol y aborto espontáneo

El mio-inositol también puede desempeñar papel en la prevención del aborto espontáneo en mujeres con pérdida recurrente del embarazo. Los estudios han encontrado una tasa mucho más alta de resistencia a la insulina en las mujeres con una historia de múltiples abortos involuntarios. En un estudio, la resistencia a la insulina fue de dos a tres veces más común en este grupo. Se cree que la resistencia a la insulina también aumenta el riesgo de aborto espontáneo en las mujeres con SOP.

En teoría, si la resistencia a la insulina contribuye al riesgo de aborto, un suplemento que invierte la resistencia a la insulina, como el mio-inositol, podría ser beneficioso. Pero este uso de mio-inositol sería especulativo porque el aborto involuntario puede tener muchas otras causas no relacionadas con los niveles de insulina. Sin embargo, dada la seguridad del mio-inositol, es posible que desee considerar añadirlo a su lista de suplementos si ha perdido varios embarazos y quiere probar todo lo que pueda para reducir su riesgo.

Seguridad, efectos secundarios y dosis

El mio-inositol se ha descrito como muy seguro, y solo dosis altas de 12 g por día causan síntomas gastrointestinales leves, como náuseas. La dosis típica recomendada, con eficacia demostrada en estudios clínicos, es de 4 g por día dividida en dos dosis: la mitad en la mañana y la mitad en la noche.

¿Qué pasa con la forma quiral D del inositol?

Un compuesto análogo y relacionado, la forma quiral D del inositol, es utilizado con frecuencia por mujeres con SOP con la esperanza de mejorar su fertilidad, pero puede tener el efecto contrario: reducir el número y la calidad de los óvulos. Por desgracia, este efecto negativo no es ampliamente conocido. Los primeros estudios que muestran un posible beneficio de la forma quiral D del inositol han eclipsado los estudios más recientes que muestran que el suplemento simplemente no funciona o puede hacer más daño que bien. Como ejemplo de la investigación reciente que causó alarma para este suplemento, un estudio italiano publicado en 2012 encontró que las mujeres con SOP que recibieron la forma quiral D del inositol en lugar de un placebo tenían menos óvulos y menos embriones de buena calidad. Los investigadores están empezando a entender por qué la forma quiral D del inositol es inútil en el SOP. Parece que el SOP puede implicar una conversión hiperactiva de mio-inositol en la forma quiral D del inositol, reduciendo los niveles normales de mio-inositol. Esto podría, a su vez, causar mala calidad de los óvulos, lo que explicaría por qué el mio-inositol podría mejorar la calidad de los óvulos, mientras que la forma quiral D podría simplemente empeorar el problema.

Conclusión

El mio-inositol es ahora rutinariamente recomendado para las mujeres con SOP porque parece restaurar la ovulación normal, mejorar la calidad de los óvulos y prevenir la diabetes gestacional. Si usted tiene SOP, tomar un suplemento diario de mio-inositol durante varias semanas o meses podría ser el eslabón perdido que le permita quedar embarazada naturalmente. El mio-inositol también puede mejorar la fertilidad en las mujeres que no ovulan o que tienen resistencia a la insulina. Existe la posibilidad de que el mio-inositol disminuya también el riesgo de aborto al reducir los niveles de insulina, pero se necesita más investigación.

CAPÍTULO 9

DHEA para la disminución de la reserva ovárica

Recomendado para:
Plan avanzado

L A DHEA ES ahora ampliamente recomendada por las clínicas de fertilidad para las mujeres con disminución de la reserva ovárica o infertilidad relacionada con la edad, y que se estén preparando para la FIV. La ciencia que apoya el uso de DHEA es controvertida, pero la investigación sugiere que puede mejorar el número y la calidad de los óvulos. La DHEA también puede reducir el riesgo de aborto espontáneo mediante el aumento de la proporción de óvulos cromosómicamente normales.

No se recomienda para:

A pesar de que la DHEA se vende sin receta médica como suplemento nutricional, en realidad es una hormona, por lo que debe hablar con su especialista en fertilidad antes de tomarlo. No debe tomar DHEA si tiene SOP o ciertos tipos de cáncer.

Una introducción a la DHEA

La historia de la DHEA comenzó con una mujer, una paciente en una clínica de FIV en Nueva York, que tenía más de 40 años y buscaba cualquier cosa que pudiera mejorar sus probabilidades de embarazo. Durante su propia investigación, descubrió en un artículo científico que la DHEA mejoraba el número de óvulos en FIV y comenzó a tomar el suplemento. Los resultados fueron tan asombrosos que su clínica rápidamente se convirtió en pionera en el uso de DHEA para mejorar los resultados de FIV. Varios años más tarde, ahora la DHEA se recomienda rutinariamente a ciertas pacientes de FIV para aumentar el número y la calidad de los óvulos y embriones. Según el Dr. Norbert Gleicher, especialista en fertilidad líder: «La DHEA está en el proceso de revolucionar el cuidado de la infertilidad para las mujeres mayores y para las mujeres más jóvenes con ovarios de envejecimiento prematuro».

La DHEA, sin embargo, ha estado plagada de controversia durante muchos años, e incluso ahora las clínicas de FIV están divididas en cuanto a su valor. La investigación que muestra los beneficios de la DHEA ha sido aclamada por algunos expertos como un gran avance y criticada por otros por el diseño inadecuado del estudio. Todavía hay muchas incógnitas, pero el peso de la evidencia hasta ahora sugiere que hay muy buena razón para que las mujeres con disminución de la reserva ovárica tomen DHEA durante tres meses antes de un ciclo de FIV.

¿Qué es la DHEA?

La DHEA, que significa dehidroepiandrosterona, es una hormona precursora producida por las glándulas suprarrenales y los ovarios como paso intermedio en la producción de estrógeno y testosterona. Debido a que es un precursor de los estrógenos y la testosterona, cuando se toma como suplemento puede aumentar el nivel de estas hormonas en los ovarios.

Los niveles de DHEA generalmente disminuyen con la edad y, como resultado, algunos han promocionado su uso como suplemento antienvejecimiento y como tratamiento para aliviar los síntomas de la menopausia. La DHEA también ha sido utilizada por los atletas como sustituto que mejora el rendimiento de los esteroides anabólicos. La investigación descrita en este capítulo sugiere que la DHEA también puede ayudar a algunas pacientes de FIV a aumentar el número y la calidad de los óvulos extraídos y aumentar así las posibilidades de quedar embarazada.

El descubrimiento de la DHEA para impulsar la fertilidad

Los pioneros en el uso de DHEA para aumentar la fertilidad son los endocrinólogos reproductivos del Centro de Reproducción Humana (CHR), una gran clínica de FIV en Nueva York con una tasa de éxito sorprendentemente alta en pacientes mayores con baja reserva ovárica. Su trabajo sobre la DHEA comenzó con una sola paciente, una mujer de 43 años que recurrió a la literatura médica para hallar cualquier cosa que pudiera ayudar a mejorar su número de óvulos.

En su primer ciclo de FIV, antes de tomar DHEA, produjo un solo óvulo y embrión, y sus médicos la desalentaron a intentar una FIV de nuevo con sus propios óvulos. Decidida a tener un niño con sus propios óvulos, comenzó su propia búsqueda en la literatura científica intentando encontrar cualquier cosa que pudiera ayudar.

Durante esta investigación, tropezó con una publicación de investigadores de la Universidad de Baylor que sugerían un posible beneficio de la DHEA en ciclos de FIV. El estudio de la Universidad de Baylor describió un aumento en el número de óvulos en cinco mujeres que tomaron DHEA durante dos meses, pero recibió muy poca atención hasta que fue redescubierto y puesto a prueba varios años después por esta paciente individual de Nueva York.

Después de leer el artículo de la Universidad de Baylor, la paciente comenzó a tomar suplementos de DHEA sin el conocimiento de sus médicos. En su segundo ciclo de FIV produjo tres óvulos y embriones.

Sorprendentemente, mientras seguía tomando DHEA, su número de óvulos y embriones aumentó progresivamente. Lo explicó así: «Estaba empezando a darme cuenta de que había dado con algo». Sus doctores decían estar asombrados porque, a su edad, debería haber empeorado, no mejorado. Finalmente, produjo 16 embriones en su noveno ciclo de FIV.

Esta mejora continua en el número de óvulos sugiere que los efectos beneficiosos de la DHEA son acumulativos. Ahora se entiende que este efecto a más largo plazo es porque la DHEA actúa sobre los folículos de fase temprana que están a varios meses de la ovulación.

En 2011, apenas seis años después de los primeros resultados extraordinarios con DHEA, un número importante de clínicas de FIV de todo el mundo comenzó a recomendar suplementos de DHEA para las mujeres con disminución de la reserva ovárica. Esta recomendación está en consonancia con una serie de estudios que sugieren que la DHEA realmente mejora los resultados de la FIV en las mujeres que, de otro modo, tendrían pocas posibilidades de concebir.

Sin embargo, muchas clínicas de FIV todavía no están satisfechas con estos estudios y, por lo tanto, no recomiendan rutinariamente la DHEA. Para entender por qué existe tal división y elegir con qué lado está de acuerdo, es útil entender lo que los estudios han descubierto hasta ahora. Pero primero es necesario identificar quién podría beneficiarse de la DHEA.

¿Quién debería considerar la posibilidad de tomar DHEA?

La mayor parte de la investigación sobre la DHEA se ha centrado en las mujeres con una afección llamada "disminución de la reserva ovárica". Esta afección es una causa importante de fracaso de los ciclos de FIV, especialmente en las mujeres mayores. Las mujeres con disminución de la reserva ovárica tienen tasas de éxito excepcionalmente bajas en FIV: en algunas mediciones, tan solo del 2-4%.

Parte del problema es que, a medida que las mujeres llegan a la mitad o al final de la treintena, el grupo de folículos reclutados cada mes para comenzar a madurar disminuye en número. Como resultado, el número de óvulos que pueden ser estimulados por la medicación y luego recuperados en un ciclo de FIV disminuye. Esto se convierte en un factor limitante para las tasas de éxito de la FIV en mujeres que están al final de la treintena e inicio de los 40, y se asume universalmente que las mujeres mayores de 40 tienen disminuida la reserva ovárica.

Por razones que no se entienden completamente, la disminución de la reserva ovárica también afecta a veces a las mujeres mucho más jóvenes, en cuyo caso se utiliza el término "envejecimiento ovárico prematuro". En las mujeres más jóvenes, la afección se diagnostica a menudo mediante la medición del nivel de una hormona llamada AMH, que refleja el número de folículos existentes en las primeras etapas de maduración. Los resultados de una prueba de AMH, junto con el recuento de folículos por ultrasonido, predicen cuántos óvulos se extraerán en un ciclo de FIV.

Si su especialista en fertilidad espera recuperar solo un pequeño número de óvulos, se le puede diagnosticar una disminución de la reserva ovárica.

Las mujeres con disminución de la reserva ovárica a menudo se superponen con el grupo de pacientes llamadas "pobres respondedoras", en el que los ovarios no responden como se esperaba a la medicación de estimulación en un ciclo de FIV, y se recuperan muy pocos óvulos maduros.

Las respondedoras pobres y las mujeres con disminución de la reserva ovárica o envejecimiento prematuro del ovario tienen tasas de éxito muy bajas en la FIV, y los ciclos se cancelan a menudo porque no hay suficientes óvulos para recuperar. La investigación sobre la DHEA se ha centrado en estos pacientes en particular, porque este tipo de infertilidad es increíblemente difícil de tratar y la DHEA parece llegar al núcleo del problema mediante el aumento del número de óvulos producidos en un ciclo de FIV.

De acuerdo con la investigación actual, los especialistas en fertilidad normalmente solo recomiendan DHEA si se le ha diagnosticado una disminución de la reserva ovárica, tiene más de 40 años (algunas clínicas lo bajan a 35) o ha tenido un ciclo de FIV que produjo muy pocos óvulos. Si usted entra en uno de estos grupos, la DHEA puede mejorar significativamente su oportunidad de concebir, como se describe en la investigación que sigue.

Los estudios clínicos sobre la DHEA

Después de presenciar resultados extraordinarios en la primera paciente que tomó DHEA, los especialistas en fertilidad de la CHR de Nueva York comenzaron un estudio inicial para averiguar si la DHEA podría ofrecer el mismo beneficio a otras mujeres con disminución de la reserva ovárica que tenían pocas esperanzas de producir suficientes óvulos para un ciclo de FIV exitoso.

Se administraron suplementos de DHEA a 25 pacientes con disminución de la reserva ovárica que estaban planeando una FIV. Al final del ciclo de FIV, los números de óvulos y embriones resultantes se compararon con el ciclo previo de FIV de cada mujer sin DHEA. Los resultados fueron impresionantes, mostrando aumentos en el número de óvulos y embriones junto con mejor calidad de óvulo.

Este estudio inicial se siguió con un estudio más amplio en el que a las mujeres con disminución de la reserva ovárica se les administró DHEA durante 4 meses y se compararon los resultados de la FIV con los controles. En este estudio, los efectos beneficiosos de la DHEA en el óvulo y los embriones fueron nuevamente evidentes y se tradujeron en tasas de embarazo mucho más altas. Específicamente, el 28% de las mujeres tratadas con DHEA quedaron embarazadas, en comparación con solo el 10% de los controles.

Desde entonces, muchos otros estudios del mismo grupo han confirmado que las mujeres con disminución de la reserva ovárica que toman suplementos de DHEA antes de la FIV tienen un mayor número de óvulos y embriones, y mayores tasas de embarazo.

Aunque los especialistas en fertilidad de la CHR en Nueva York fueron pioneros en la investigación sobre la capacidad de la DHEA para mejorar los resultados en mujeres con disminución de la reserva ovárica, otros grupos también han reportado resultados positivos similares. Por ejemplo, un grupo de Turquía informó que el tratamiento con DHEA mejoró las tasas de embarazo de FIV para las que respondieron mal del 10.5% al 47.4%. Los autores concluyeron que «la suplementación de DHEA podría mejorar la respuesta ovárica, reducir las tasas de cancelación del ciclo y aumentar la calidad del embrión en las que respondieron mal».

En 2010 un grupo en Israel publicó los resultados del primer estudio clínico "aleatorizado" que usó DHEA en pacientes que respondieron mal a la FIV. La mitad de las mujeres fueron asignadas aleatoriamente para recibir DHEA, mientras que la otra mitad no lo hizo. En el grupo de la DHEA, las mujeres tomaron el suplemento por lo menos durante 6 semanas (si concibieron en el primer ciclo), o por lo menos 16-18 semanas, a través de un segundo ciclo de FIV. Al final de los dos ciclos, el estudio reveló una tasa significativamente mayor de nacidos vivos en el grupo que tomaba DHEA: 23% frente al 4%. El grupo de DHEA también mostró mejor calidad embrionaria con el tiempo. Aunque se trata de un pequeño estudio, proporciona más pruebas de que la DHEA podría ser útil para algunas mujeres sometidas a FIV.

En un segundo ensayo clínico aleatorizado, publicado en 2013, tanto los médicos como los pacientes desconocían si un paciente en particular estaba tomando DHEA o un placebo (es decir, el estudio era "doble ciego"). Este tipo de estudio está diseñado para descartar cualquier efecto placebo o sesgo que pueda comprometer los resultados. Después de tres a cuatro meses, se descubrió que el grupo que tomaba DHEA tenía un número significativamente mayor de folículos en desarrollo, lo que indicaba que habría más óvulos disponibles para un ciclo de FIV.

La DHEA también parece aumentar las posibilidades de embarazo, incluso sin FIV. Varios especialistas en fertilidad de Toronto informaron sobre los resultados positivos de tratar a las mujeres con DHEA durante varios meses antes de la inseminación intrauterina junto con el tratamiento con Clomid. En comparación con los controles, las mujeres tratadas con DHEA mostraron un mayor número de folículos y mejoraron las tasas de embarazo, con un 29.8% concebido frente a un 8.7% en el grupo sin tratamiento y una tasa de nacidos vivos del 21.3% frente al 6.5%. Los investigadores también han informado un número sorprendente de embarazos concebidos naturalmente en las mujeres que toman DHEA mientras esperan por la FIV.

Un grupo de médicos en Italia estaban tan intrigados por el número de mujeres que concebían espontáneamente mientras tomaban DHEA que decidieron realizar un estudio para investigar específicamente este fenómeno. En un artículo publicado en 2013, los médicos informaron que, de un grupo de 39 "respondedoras pobres" más jóvenes que tomaron DHEA durante tres meses antes de iniciar la FIV, 10 de estas mujeres quedaron embarazadas naturalmente antes de que comenzara el ciclo de FIV.

El mismo fenómeno también se observó en las mujeres mayores de 40 años, en el que el 21% concibió mientras tomaba DHEA en la preparación para la FIV, en comparación con solo el 4% de las mujeres del grupo de control. Este es un hallazgo extraordinario que requiere confirmación adicional, pero está en línea con informes anecdóticos de varias clínicas de fertilidad. Si es correcto, estos resultados indican que la DHEA puede mejorar la fertilidad lo suficiente para que algunas mujeres con disminución de la reserva ovárica conciban incluso sin FIV.

DHEA y aborto espontaneo

La DHEA no solo aumenta el número de óvulos y embriones, también parece aumentar las tasas de nacidos vivos mediante la reducción de las anormalidades cromosómicas en los óvulos y, por lo tanto, prevenir los abortos espontáneos. Un estudio de pacientes de FIV en dos clínicas independientes de fertilidad en Nueva York y Toronto informó acerca de una reducción sustancial en las tasas de abortos espontáneos en las mujeres que toman DHEA. En este estudio, la pérdida del embarazo se redujo en un 50-80% en comparación con las tasas nacionales de embarazo por FIV en los Estados Unidos, con lo que la tasa de abortos espontáneos se redujo a solo el 15% de los embarazos.

Esta baja tasa de aborto espontáneo es aún más sorprendente, ya que las mujeres con disminución de la reserva ovárica tienen tasas de aborto mucho mayores que las mujeres con otras causas de infertilidad. Después del tratamiento con DHEA, la tasa de aborto disminuyó hasta el nivel normal observado en mujeres sin disminución de la reserva ovárica.

Se cree que las tasas de aborto son tan altas en mujeres con disminución de la reserva ovárica porque la gran mayoría de los óvulos son cromosómicamente anormales ("aneuploides"). El grupo CHR observó que la DHEA parece disminuir las tasas de aborto espontáneo en un grado que no puede explicarse sin una reducción significativa de las anomalías cromosómicas. En otras palabras: sería matemáticamente imposible reducir las tasas de aborto espontáneo a solo el 15% sin reducir las tasas de aneuploidía.

El grupo de la CHR se dispuso entonces a ahondar en esa pregunta un poco más, analizando los datos de las mujeres que se sometieron a la FIV y examinando sus embriones en busca de anomalías cromosómicas. Dentro de esta población de pacientes, los investigadores identificaron un grupo de mujeres con disminución de la reserva ovárica tratados con DHEA y las emparejaron con un grupo de control que no recibió tratamiento con DHEA.

Debido a que la disminución de la reserva ovárica se asocia con niveles muy altos de aneuploidía, se esperaban tasas mucho más altas de aneuploidía en el grupo de reserva ovárica disminuida que en los controles, pero en cambio ocurrió lo contrario. En el grupo de control, el 61% de los embriones eran cromosómicamente anormales, mientras que solo el 38% de los embriones de mujeres tratadas con DHEA con disminución de la reserva ovárica eran cromosómicamente anormales. Este estudio proporciona evidencia preliminar de que los suplementos de DHEA reducen la tasa de anomalías cromosómicas, lo que explica por qué la DHEA podría tener un impacto tan potente en las tasas de aborto involuntario.

Este hallazgo espectacular se ha acogido con mucho escepticismo, pero, si es cierto, la reducción de las anormalidades cromosómicas después del tratamiento con DHEA en realidad tiene implicaciones mucho más amplias para la forma en que entendemos la calidad del óvulo y la infertilidad relacionada con la edad. Sugiere que el aumento de las anormalidades cromosómicas con la edad y la disminución de la reserva ovárica no son una conclusión inevitable: algunos factores externos como las hormonas pueden corregir el problema hasta cierto punto.

¿Cómo funciona el DHEA?

La DHEA es una molécula producida naturalmente en el cuerpo, y son necesarios unos niveles adecuados de DHEA para la producción de ciertas hormonas que son fundamentales para la fertilidad, incluyendo el estrógeno y la testosterona. Parece que, a medida que envejecemos, los niveles de DHEA disminuyen, privando así a los ovarios de las hormonas vitales que ayudan a los óvulos a desarrollarse adecuadamente.

Al proporcionar DHEA adicional en forma de suplemento, es posible hacer que los ovarios funcionen más como los de las mujeres más jóvenes, lo que permite que más óvulos puedan madurar y se mejore la calidad de los óvulos.

Los investigadores han confirmado que los suplementos de DHEA aumentan de hecho los niveles de hormonas y factores de crecimiento dentro de los ovarios (esta es la razón por la que la DHEA no se recomienda para las mujeres con SOP o un historial de cánceres hormonales sensibles). Se ha descubierto que la DHEA promueve específicamente el crecimiento de los folículos en una etapa muy temprana etapa: los folículos que están a un par de meses de la ovulación. Se cree que aumenta el número de óvulos disponibles para un ciclo de FIV, ya sea aumentando el grupo de folículos que entran en la fase temprana de maduración o aumentando la proporción de los que sobreviven a estas primeras etapas sin morir.

El hecho de que la DHEA pueda reducir la tasa de anomalías cromosómicas también sugiere que las anomalías cromosómicas no son una conclusión inevitable en las mujeres mayores. Por el contrario, el envejecimiento puede crear un ambiente en el que un óvulo está predispuesto a procesar los cromosomas incorrectamente en los meses previos a la ovulación.

La DHEA podría aumentar en parte las tasas de embarazo mediante la corrección del medio ambiente en el que los óvulos maduran, aumentando la posibilidad de que los óvulos sean capaces de procesar los cromosomas correctamente a medida que maduran. Esto, a su vez, podría aumentar el número de óvulos con cromosomas normales.

Una forma posible en que la DHEA puede fomentar el procesamiento correcto de los cromosomas es mediante el aumento de la función mitocondrial, tal como vimos al hablar sobre la coenzima Q10. Existe una sólida justificación científica de cómo el aumento de la función mitocondrial puede aumentar la capacidad de los óvulos para procesar los cromosomas correctamente. Pero está aún por demostrar que la DHEA ayude de hecho a las mitocondrias.

La controversia

Dado el cuerpo muy significativo de evidencia que demuestra los beneficios de DHEA en la mejora de los números y calidad del óvulo y del embrión, el aumento de las tasas de embarazo y la reducción de las tasas de aborto involuntario puede preguntarse por qué la DHEA todavía está rodeada de controversia.

El hecho es que, aunque una proporción sustancial de las clínicas de FIV están recomendando rutinariamente DHEA para todas las mujeres con disminución de la reserva ovárica, muchas clínicas no lo hacen porque todavía consideran la DHEA como "experimental". Incluso después de una década de resultados positivos de investigación sobre la DHEA, los expertos han llegado a la conclusión de que «actualmente no se puede recomendar su uso a gran escala».

La principal crítica de la investigación sobre DHEA se centra en el diseño de los estudios. En concreto, los críticos afirman que la DHEA no debe recomendarse a los pacientes aún porque no ha habido grandes ensayos doble ciego controlados con placebo. Estos son los ensayos clínicos de "patrón oro" utilizados típicamente para la aprobación de fármacos.

La mayoría de los estudios hasta la fecha han comparado el tratamiento con DHEA con el ciclo previo de FIV de cada mujer o con un grupo de pacientes que no tomaban DHEA en lugar de asignar aleatoriamente DHEA o el placebo a un grupo grande de mujeres. Los pocos estudios que han asignado al azar a los pacientes que reciben DHEA o un placebo también han sido criticados por ser demasiado pequeños y preliminares para cambiar el asesoramiento a las pacientes.

Sin embargo, como señaló el grupo de la CHR, es

extremadamente difícil llevar a cabo un gran ensayo aleatorizado controlado con placebo en este contexto, porque a las mujeres con disminución de la reserva ovárica a menudo se les acaba el tiempo para quedar embarazadas y no están dispuestas a ser asignadas al azar a un placebo si hay un suplemento disponible que podría mejorar sus posibilidades. Varios ensayos clínicos tuvieron que ser abandonados precisamente por esta razón.

El grupo de CHR sostiene que la decisión de usar DHEA debe hacerse basándose en la mejor evidencia disponible, en lugar de ignorar lo que sabemos hasta ahora mientras se espera un estudio que cumpla con los ideales de un ensayo clínico de patrón oro. Otros no están de acuerdo y mantienen que la DHEA no puede ser recomendada para su uso rutinario hasta que sus beneficios hayan sido probados en estudios clínicos más grandes y más rigurosos.

Sin embargo, hay una notable falta de investigación que contradiga los hallazgos positivos de los estudios descritos anteriormente. Una de las únicas excepciones es un estudio que sugiere que los niveles más altos de DHEA dentro de los folículos están asociados con menor calidad de óvulo y embriones. Sin embargo, este hallazgo es incompatible con las demás investigaciones que muestran resultados de FIV significativamente mejorados, y casi todas las publicaciones que describen el uso de DHEA antes de la FIV han mostrado un claro beneficio. La investigación actual sugiere en su conjunto que la DHEA representa un avance para las mujeres con disminución de la reserva ovárica.

La CHR, la clínica de FIV que inició el movimiento de la DHEA ha estado recomendando rutinariamente DHEA para todas las pacientes con disminución de la reserva ovárica desde

2007. Esto significa que las mujeres con baja HAM o alta FSH, o mujeres mayores de 40 años, toman DHEA por lo menos durante dos meses, y continúan tomándola durante la fase de estimulación de un ciclo de FIV. Muchas otras clínicas de FIV también recomiendan rutinariamente que se ofrezca la DHEA a las mujeres con reserva ovárica disminuida que se preparan para la FIV.

Seguridad y efectos secundarios

Debido a que se cree que la DHEA aumenta la testosterona, puede tener efectos secundarios relacionados con las hormonas masculinas, incluyendo piel grasa, acné, pérdida del cabello y crecimiento del vello facial. Aunque algunos investigadores han sugerido que el uso de DHEA puede resultar en una alteración de la sensibilidad a la insulina, tolerancia a la glucosa alterada, problemas hepáticos, episodios maníacos y otros efectos secundarios poco frecuentes, estos efectos secundarios no se han visto en los estudios sobre DHEA en el contexto de fertilidad.

El grupo de la CHR ha informado que en más de mil pacientes suplementadas con DHEA, no han encontrado una sola complicación de importancia clínica. El efecto secundario más comunicado entre las pacientes de la CHR que tomaban DHEA era energía aumentada. El estudio clínico aleatorizado realizado en Israel tampoco encontró efectos secundarios significativos, y estudios adicionales fuera del contexto de fertilidad han reportado que el uso a largo plazo de DHEA es seguro.

Fórmula y dosis

Si decide tomar DHEA, la dosis más frecuentemente recomendada por las clínicas de fertilidad y utilizada en estudios clínicos es de 25 mg tres veces al día. Debido a que los estudios han utilizado constantemente esta dosis, hay muy poca investigación sobre qué dosis se necesita realmente para tener un efecto beneficioso y, de hecho, puede ser menor. Si no ha decidida si desea tomar DHEA o está preocupada por el costo, una opción es tomar una dosis menos frecuente, como 25 mg una o dos veces al día. Algunas marcas de buena calidad son Life Extension y Jarrow, disponibles en jp.iherb.com/DHEA.

La investigación sobre DHEA sugiere que pueden ser necesarios varios meses para que este suplemento tenga un efecto beneficioso. Para muchas mujeres, esto plantea la cuestión de si comenzar a tomar DHEA si tienen programado un ciclo de FIV a unas pocas semanas de distancia. Esta es una decisión difícil que debería consultar con su médico, pero un factor a tener en cuenta es que, si usted comienza a tomar DHEA y su próximo ciclo falla, al menos tendrá una mejor oportunidad de que el siguiente ciclo de FIV tenga éxito, porque para entonces habrá tomado DHEA durante los dos o tres meses recomendados.

Conclusión

Si le han diagnosticado una disminución de la reserva ovárica o infertilidad relacionada con la edad, considere la posibilidad de tomar un suplemento de DHEA durante tres meses antes de su siguiente ciclo de FIV para mejorar el número y la calidad de los óvulos. El Dr. Gleicher reporta resultados extraordinariamente exitosos del uso de DHEA en pacientes que asisten a su clínica: «Más del 90% de nuestros pacientes con DHEA han venido a nosotros de otros programas con una recomendación para la donación de óvulos. No son solo mujeres con disminución de la reserva ovárica, sino mujeres con una reserva ovárica terriblemente disminuida, y aun así tenemos un tercio de ellas embarazadas. Es algo notable».

CAPÍTULO 10

Suplementos que pueden hacer más daño que bien

U NA DE LAS consecuencias naturales del fracaso de la comunidad médica a la hora de proporcionar a las mujeres información completa sobre qué suplementos pueden mejorar la calidad del óvulo es que las mujeres deben recurrir a fuentes de información menos confiables y, a menudo, terminan tomando suplementos que no están respaldados por ninguna evidencia científica.

Este libro presenta un gran número de estudios clínicos y de laboratorio que muestran que ciertos suplementos pueden mejorar la fertilidad, pero también se debe prestar atención a los suplementos que están tomando muchas mujeres con la esperanza de mejorar la calidad de los óvulos y que, sin embargo, son ineficaces o inseguros, y empeoran la calidad de los óvulos y la fertilidad.

Picnogenol

El picnogenol es un extracto patentado de corteza de pino que ha demostrado tener propiedades antioxidantes. Esta capacidad antioxidante ha llevado a algunas personas a incluir picnogenol en las listas de suplementos de calidad de óvulo, a pesar de que no existen evidencias de ningún ensayo clínico de buena calidad. Debido a que el picnogenol es una mezcla de compuestos que no se encuentran naturalmente en el cuerpo, hay motivos para ser muy cautelosos sobre su seguridad.

Hasta el momento de escribir esto, no ha habido ningún estudio clínico de buena calidad que demuestre que el picnogenol puede mejorar la calidad del óvulo o siquiera que es seguro y carece de efectos secundarios. La empresa que produce picnogenol, que tiene un sitio web que anuncia 40 años de investigación en este suplemento, identifica innumerables estudios sobre el uso de picnogenol para una variedad de afecciones, incluida la infertilidad masculina, pero ni un solo estudio sobre la calidad del óvulo o la fertilidad femenina.

Dada la falta de pruebas, no hay razón para tomar picnogenol cuando hay disponibles mejores suplementos con antioxidantes para mejorar la calidad de los óvulos, como CoQ10, vitamina E y ácido alfa-lipoico. Estos antioxidantes se encuentran naturalmente dentro de los folículos ováricos, y sus formas de suplemento han sido ampliamente estudiadas para confirmar su seguridad y efectos secundarios en muchos ensayos clínicos grandes, doble ciego y controlados con placebo.

Jalea real

La jalea real es una sustancia secretada por las abejas obreras para proporcionar alimento a la abeja reina. Se cree que esta jalea contiene hormonas que hacen que la abeja reina sea extremadamente fértil y que aumente su vida útil. Basado en este papel natural, la jalea real ha sido recomendada durante mucho tiempo como una medicina alternativa en el contexto de la fertilidad. Al igual que el picnogenol, la jalea real es una mezcla de compuestos que no se encuentran naturalmente en el cuerpo humano.

En el momento de escribir esto, ninguna investigación clínica de buena calidad apoya el uso de jalea real en la mejora de la calidad de los óvulos, y se ha encontrado que ocasionalmente causa reacciones alérgicas que amenazan la vida. Estas reacciones alérgicas probablemente se producen porque la jalea real contiene algunos de los mismos alérgenos encontrados en el veneno de abeja. Además, debido a que la jalea real contiene una mezcla de sustancias químicas que actúan como hormonas, puede tener efectos impredecibles e interrumpir el equilibrio hormonal natural. Dado el incierto beneficio y los efectos secundarios, la jalea real no puede recomendarse como parte de un régimen para mejorar naturalmente la fertilidad.

L-Arginina

La L-arginina es otro suplemento que toman muchas mujeres en su esfuerzo por mejorar la calidad de los óvulos antes de la FIV. A diferencia del picnogenol y la jalea real, se encuentra naturalmente en el líquido de los folículos ováricos, pero eso no significa que tomar un suplemento de L-arginina sea necesariamente beneficioso para la calidad del óvulo.

La teoría para usar la L-arginina con el objetivo de mejorar la calidad del óvulo es que aumenta la producción de óxido nítrico, que dilata los vasos sanguíneos y, por lo tanto, se espera que aumente el flujo sanguíneo a los ovarios y al útero, trayendo consigo hormonas y nutrientes que animan a los folículos a crecer.

En uno de los primeros estudios dirigidos a mejorar los resultados de la FIV usando L-arginina, el suplemento sí tuvo el efecto deseado de mejorar el flujo sanguíneo. En ese estudio, se administraron suplementos de L-arginina a las mujeres que se consideraban "pobres respondedoras" en FIV. Las respondedoras pobres son típicamente aquellas que tienen un historial de ciclos de FIV en los que no hay suficientes folículos maduros después de la medicación de estimulación de FIV, lo que lleva a ciclos de FIV cancelados y fallidos. Se cree que esta afección se debe a la disminución del número y la calidad de los óvulos, a menudo a causa de la edad.

Cuando 17 pacientes con respuesta pobre recibieron L-arginina durante un ciclo de FIV, pareció que el suplemento era beneficioso en comparación con las que no recibieron arginina. En las mujeres que tomaron L-arginina se cancelaron menos ciclos, se recuperó un mayor número de óvulos y se transfirieron embriones. Hubo tres embarazos en el grupo que tomó L-arginina y no hubo embarazos en pacientes que no tomaron L-arginina. Sin embargo, los tres embarazos resultaron en aborto espontáneo temprano, una señal clara de que había algún problema con la calidad de los óvulos y embriones. Sin embargo, los autores concluyeron que los suplementos de L-arginina pueden mejorar la tasa de embarazo en los pacientes que responden mal, ya que a menudo tienen un flujo sanguíneo alterado.

Mientras que esta investigación parecía traer buenas noticias, la investigación de seguimiento por algunos de los mismos médicos unos años más tarde reveló que los suplementos de L-arginina pueden disminuir la calidad del óvulo y del embrión. A diferencia del primer estudio, el estudio de seguimiento incluyó mujeres con infertilidad tubárica en lugar de pacientes que respondieron mal. Los investigadores pensaron que la L-arginina ofrecería los mismos beneficios que se observaron en las pacientes que respondieron mal al mejorar el flujo sanguíneo durante la FIV.

Lo que encontraron fue muy inesperado. Las mujeres que recibieron L-arginina en lugar de un placebo en realidad tenían menos embriones de buena calidad y una menor probabilidad de quedar embarazadas. La tasa de embarazo por ciclo se vio casi reducida a la mitad (16.6% frente a 31.6%), al igual que la tasa de embarazo por transferencia de embriones (18.7% frente a 37.5%). La calidad del embrión, medida en función de la apariencia del embrión, también se vio afectada negativamente por la L-arginina.

Esta investigación demostró que los suplementos de L-arginina pueden disminuir significativamente la calidad del óvulo y del embrión. Se cree que esta disminución que es causada por el aumento en la permeabilidad que se pensó originalmente que hacía beneficiosa a la L-arginina. Pero, en vez de mejorar las condiciones para el crecimiento del folículo, este aumento en la permeabilidad permitió que las hormonas entrasen en los folículos demasiado fácilmente y demasiado temprano en el proceso de desarrollo del óvulo, dando como resultado un crecimiento rápido, intenso e inconsistente del folículo.

Conclusión

La investigación científica actual no proporciona ninguna base para tomar picnogenol, jalea real o L-arginina con el fin de mejorar la fertilidad. Muchas mujeres están tomando estos suplementos con la esperanza de mejorar la calidad del óvulo o el número de óvulos, pero hasta la fecha hay poca evidencia de su seguridad o eficacia. En realidad, estos suplementos no probados pueden exacerbar el problema de la mala calidad de los óvulos, particularmente en el caso de la L-arginina.

Parte 3

El panorama general

CAPÍTULO 11

La dieta para la calidad del óvulo

PARA MUCHOS, NO será ninguna sorpresa que la dieta puede tener una poderosa influencia sobre la fertilidad. Se han escrito numerosos libros sobre el tema, pero desafortunadamente esta abundancia de consejos nutricionales se basa típicamente en ideas generales de una "dieta saludable", y no en investigación científica sólida. Cuando nos adentramos en la investigación real sobre cómo la dieta afecta la fertilidad, surgen algunos patrones sorprendentes.

Este capítulo comienza con el cambio más poderoso que usted puede hacer en su dieta: cambiar a los carbohidratos de digestión lenta en vez de carbohidratos refinados. Este primer paso es fundamental para aumentar la calidad de los óvulos y la fertilidad.

Los carbohidratos y la fertilidad

Uno de los objetivos clave de una dieta de fertilidad es equilibrar sus niveles de azúcar en la sangre y la insulina mediante la elección de los tipos adecuados de carbohidratos. Para entender por qué algunos carbohidratos son malos para la fertilidad, necesitamos profundizar en lo que sucede cuando comemos carbohidratos.

Después de consumir carbohidratos refinados como el pan blanco, las enzimas del sistema digestivo descomponen rápidamente sus almidones. Debido a que el almidón no es más que largas cadenas de moléculas de glucosa unidas de extremo a extremo, cuando se digiere el almidón, la glucosa se libera en el torrente sanguíneo, provocando un rápido aumento de los niveles de glucosa en la sangre.

En carbohidratos refinados, en los que el grano se ha roto y pulverizado en pequeñas partículas para hacer harina, las moléculas de almidón son fácilmente accesibles a las enzimas digestivas, por lo que se pueden descomponer muy rápidamente.

Por el contrario, los granos y las semillas no refinados como la quinua tardan mucho más en descomponerse, porque los almidones todavía están envueltos dentro del grano o de la semilla. Como resultado, los almidones se digieren más lentamente y las moléculas de glucosa se liberan gradualmente con el tiempo. Esto significa que la respuesta de azúcar en la sangre después de comer granos enteros y sin refinar es mucho más lenta y constante. En lugar de un aumento repentino en los niveles de glucosa, hay una escalada lenta.

Uno de los problemas con un pico repentino en los niveles de glucosa en la sangre es que causa que el páncreas libere una cantidad enorme de insulina, en un esfuerzo por conseguir que las células musculares tomen glucosa del torrente sanguíneo. Este sistema es importante porque si toda la glucosa extra permanece en el torrente sanguíneo, rápidamente causaría daño en todo el cuerpo. Las amputaciones de miembros en personas con diabetes mal controlada son el ejemplo más dramático de este daño. La glucosa necesita almacenarse con seguridad dentro de los músculos o convertirse en grasa. La insulina dirige este proceso, diciendo a las células musculares y grasas que absorban la glucosa.

Cuanto mayor es el nivel de glucosa en sangre, más insulina se libera. A menudo, después de una ráfaga rápida de glucosa, la respuesta de insulina hace que los niveles de glucosa en sangre bajen demasiado. Esto entonces desencadena antojos para conseguir otro golpe de carbohidratos de liberación rápida, comenzando todo el ciclo de nuevo.

Con el tiempo, con niveles altos repetidos de azúcar e insulina, las células se vuelven resistentes al mensaje de la insulina para que absorban la glucosa, una afección llamada "resistencia a la insulina". Los niveles de glucosa en la sangre permanecen altos y el cuerpo lo compensa produciendo más insulina y se produce el caos.

Toda esta cantidad de azúcar e insulina suponen un gran problema para la fertilidad, porque altera el equilibrio de otras hormonas que regulan el sistema reproductivo. Para mucha gente resulta una sorpresa descubrir que la insulina es una hormona que no solo regula la absorción y el metabolismo de la glucosa, sino que también regula la reproducción uniéndose a los receptores de los ovarios y alterando los niveles de otras hormonas reproductivas.

Por ejemplo, demasiada insulina conduce a producir demasiada testosterona y otras hormonas "masculinas" relacionadas.

Muchos investigadores ahora creen que este desequilibrio hormonal es la causa subyacente del SOP, una de las causas más comunes de infertilidad. Como resultado, el SOP sirve como claro ejemplo de cómo la insulina puede reducir la fertilidad, y es útil comprender esta afección aunque no esté afectada por el SOP.

Una de las maneras en que la función de la insulina se interrumpe en muchas personas con SOP es que los músculos se hagan "resistentes" al mensaje de la insulina de tomar glucosa porque hay un defecto en la vía de comunicación. El resultado práctico es que la insulina no funciona correctamente a la hora de decir a los músculos que tomen la glucosa, por lo que se produce más y más insulina en un esfuerzo por mantener el azúcar en la sangre bajo control.

A la vez que los músculos no responden a la insulina como deberían, los receptores de insulina en los ovarios utilizan un camino de comunicación diferente que sigue funcionando perfectamente bien. Como resultado, los ovarios responden fácilmente al mensaje de la insulina para alterar la producción de hormonas, solo que ahora hay mucha más insulina de lo normal, por lo que la producción de hormonas en los ovarios se ve gravemente perturbada. Esta alteración hormonal entonces interfiere con la ovulación y la fertilidad.

Mediante la comprensión de este mecanismo, es fácil ver cómo los niveles de insulina más altos de lo normal a causa de la indulgencia en demasiados carbohidratos refinados y azúcares también podría interrumpir la producción de hormonas en los ovarios.

La investigación ha confirmado que el azúcar en la sangre

y la insulina no solo afectan la fertilidad en las mujeres con SOP, sino que unos niveles frecuentemente altos de azúcar en la sangre también tienen un impacto negativo en la fertilidad de mujeres que, por lo demás, están sanas.

Cómo la insulina altera la ovulación

Uno de los primeros estudios que muestran cómo los niveles de azúcar en la sangre dañan la fertilidad en mujeres sanas fue publicado en 1999 por un grupo de investigadores en Dinamarca. En 165 parejas que intentaban concebir, los investigadores observaron un marcador de los niveles promedio de azúcar en la sangre en los últimos 3-4 meses.

Lo hicieron midiendo los niveles de hemoglobina glicosilada, abreviada como A1C. La hemoglobina es una proteína de los glóbulos rojos (glicosilado significa que moléculas de azúcar se han unido a la proteína). La A1C refleja los niveles medios de glucosa en sangre porque cuando la glucosa en la sangre es alta, las moléculas de azúcar se unen a la proteína de la hemoglobina. Cuanta más hemoglobina recubierta de azúcar en la sangre haya, más alto ha sido el azúcar en la sangre durante los últimos meses. Por esta razón, el A1C se utiliza típicamente como una medida de la diabetes.

Lo que descubrieron los investigadores daneses en este estudio de fertilidad fue sorprendente: las mujeres con niveles de A1C altos, aunque dentro de la normalidad tenían la mitad de probabilidades de quedar embarazadas durante más de seis meses en comparación con las mujeres con niveles bajos de A1C. Esto significa que las mujeres que tenían niveles ligeramente elevados de azúcar en la sangre durante los últimos tres o cuatro meses habían reducido significativamente la fertilidad.

Las mujeres con niveles de A1C altos, pero todavía normales también tenían cambios hormonales que eran similares a una versión leve de los cambios hormonales y reproductivos en el SOP. Estos resultados proporcionan una fuerte evidencia de que incluso subidas leves de los niveles de azúcar en la sangre pueden alterar el sistema hormonal que controla la fertilidad.

Esto nos lleva a una de las más valiosas fuentes de información sobre cómo la nutrición afecta la fertilidad: el Nurses Health Study. Este estudio extraordinario reveló varios factores que afectan a la fertilidad, el más poderoso de los cuales provenía del tipo de carbohidratos en la dieta. Antes de discutir los resultados específicos del Nurses Health Study, vale la pena señalar cuán inmenso fue este estudio.

El Nurses Health Study comenzó en 1975 y siguió a miles de enfermeras durante varias décadas. Originalmente fue diseñado para determinar los efectos a largo plazo del control de la natalidad, pero rápidamente se convirtió en una encuesta mucho más grande sobre el impacto de los factores de estilo de vida en la salud y la enfermedad, convirtiéndose en uno de los estudios de salud más completos jamás realizados.

En 1989 se inició una segunda ronda del Nurses Health Study para responder a preguntas más detalladas y explorar cuestiones específicas de salud como la fecundidad, cuestiones que no pudieron analizarse completamente en la primera parte del estudio. En esta segunda ronda participaron más de 100.000 mujeres. Cada dos años, estas mujeres respondieron a preguntas detalladas sobre su dieta, ejercicio y muchos otros factores de estilo de vida, junto con registros de si se quedó embarazada o tuvo un aborto involuntario.

De este grupo de 100.000 mujeres, los científicos de la Escuela de Salud Pública de Harvard seleccionaron entonces un subgrupo de más de 18.000 mujeres que estaban tratando de quedar embarazadas y que no habían informado previamente de problemas de infertilidad. Los investigadores analizaron ocho años de datos de este subgrupo para desarrollar una imagen de cómo la nutrición podría afectar la fertilidad. Lo hicieron separando a las mujeres en dos subgrupos adicionales: aquellas que reportaron tener infertilidad ovulatoria (infertilidad causada por ovulación irregular o falta de ovulación) y las que no lo hicieron. Los investigadores luego compararon los patrones dietéticos entre ambos grupos.

Al final de todo este análisis, el Nurses Health Study reveló que, si bien la cantidad total de carbohidratos en la dieta no estaba relacionada con la infertilidad ovulatoria, el tipo de carbohidratos era muy importante. Las mujeres que comieron más cantidad de carbohidratos de absorción rápida, que aumentan rápidamente el azúcar en la sangre, tenían un 78% más de probabilidades de tener infertilidad ovulatoria que las mujeres que comieron carbohidratos de absorción lenta. En particular, los carbohidratos relacionados específicamente con el mayor riesgo de infertilidad eran cereales de desayuno fríos, arroz blanco y patatas, mientras que el arroz integral y el pan oscuro estaban relacionados con un menor riesgo de infertilidad.

Para los propósitos del estudio, los carbohidratos se clasificaron como "lentos" o "rápidos" basados en el índice glucémico. Esta es una medida del aumento de los niveles de glucosa en sangre durante un período de tiempo específico después de comer una cantidad específica de carbohidratos.

Un carbohidrato de alto índice glucémico, que suele ser altamente refinado, es por lo tanto un carbohidrato "rápido" que aumenta demasiado los niveles de azúcar en la sangre, y demasiado rápido. Un carbohidrato de bajo índice glucémico, que normalmente solo se ha procesado mínimamente, es un carbohidrato "lento".

Para comparar mejor los diferentes alimentos, los investigadores que analizaron el Estudio de Salud de Enfermeras en realidad fueron un paso más allá del índice glucémico y categorizaron los alimentos con la "carga glucémica". La carga glucémica es un refinamiento del índice glucémico que tiene en cuenta el hecho de que es necesario comer cantidades muy diferentes de los distintos alimentos para obtener la misma cantidad de carbohidratos.

Por ejemplo, el arroz basmati es más bajo en el índice glucémico que la sandía, lo que podría llevar a suponer que el arroz tiene menos impacto en sus niveles de azúcar en la sangre. En realidad, en un tamaño de porción real, el arroz tendría un impacto mucho mayor en los niveles de azúcar en la sangre porque tiene un mayor contenido de carbohidratos totales, mientras que la sandía es principalmente agua. La carga glucémica es una medida mucho más útil porque refleja el impacto de un tamaño de porción normal en los niveles de azúcar en la sangre.

El importantísimo hallazgo del Nurses Health Study fue que las mujeres que siguieron una dieta de carbohidratos de glucemia baja / "lenta" tuvieron una tasa mucho menor de infertilidad ovulatoria. Por lo tanto, al modificar su dieta para elegir carbohidratos lentos como los granos sin refinar, en lugar de carbohidratos rápidos como las patatas, es posible que pueda equilibrar los niveles de azúcar en la sangre y la insulina y, por lo tanto, reequilibrar las hormonas de fertilidad.

La magnitud del impacto de los niveles de azúcar en la sangre en los resultados de fertilidad en todos estos estudios es chocante, pero la tendencia general no lo es. Naturalmente, esperamos que el aumento del azúcar en la sangre e insulina contribuyan a la infertilidad, porque sabemos que las personas que tienen niveles particularmente altos de azúcar en la sangre y de insulina tienen un riesgo mucho mayor de padecer diversos problemas de fertilidad. Se sabe desde hace muchos años que la diabetes y la resistencia a la insulina contribuyen a los trastornos de la ovulación, a la mala calidad de los óvulos, a menores tasas de éxito de la FIV y a un riesgo mayor de aborto espontáneo.

La resistencia a la insulina y los altos niveles de insulina son también características muy comunes de las mujeres con SOP que no ovulan, y la ovulación a menudo se puede restaurar o mejorar significativamente con fármacos que mejoran la función de la insulina. La resistencia a la insulina es también mucho más común en las mujeres infértiles que tienen un trastorno de la ovulación, incluso sin SOP.

Se cree que los altos niveles de insulina perjudican la ovulación al interrumpir el delicado equilibrio de las hormonas en los ovarios. Específicamente, la insulina aumenta los niveles de hormonas "masculinas", como la testosterona, que están normalmente presentes en los ovarios en cantidades muy pequeñas. Estas hormonas, denominadas colectivamente "andrógenos", fomentan el desarrollo temprano del folículo, pero pueden interferir con etapas posteriores del desarrollo del óvulo.

Los altos niveles de andrógenos desencadenan el desarrollo

de muchos folículos pequeños, pero los óvulos que tienen en su interior no pueden madurar adecuadamente y, como resultado, es posible que no haya la ovulación. Probablemente, el exceso de andrógenos como la testosterona causan también muchos otros signos distintivos del SOP: acné, crecimiento del vello facial y aumento de peso.

La investigación también demuestra que este impacto hormonal de la insulina sobre la fertilidad no solo es relevante para el SOP, sino que también ocurre en una forma más leve en las mujeres que consumen carbohidratos de alto índice glucémico y tienen una historia de niveles altos de azúcar en la sangre. Incluso en mujeres normales y sanas, la insulina elevada puede contribuir a la infertilidad ovulatoria.

La buena noticia es que restaurar la función de la insulina mejora la ovulación y la fertilidad, y las personas con SOP a menudo tienen una mejora drástica en los síntomas después de hacerse con el control de los niveles de insulina.

Pero la ovulación interrumpida no es la única manifestación de las formas en que los altos niveles de insulina y glucosa afectan la fertilidad. También hay un impacto muy significativo en la calidad de los óvulos.

La insulina y la calidad del óvulo

La investigación ha demostrado que los niveles altos de azúcar en sangre y de insulina disminuyen significativamente la calidad de los óvulos. Esto a su vez reduce la proporción de embriones que pueden implantarse con éxito en el útero, reduce las tasas de éxito de la FIV e incrementa el riesgo de pérdida prematura de embarazo.

El impacto de la insulina en la calidad del óvulo es particularmente evidente en el contexto de la FIV, como los investigadores de Japón demostraron en 2011. Para investigar si había alguna relación entre los niveles más altos de azúcar en la sangre y los resultados de los ciclos de FIV, se trató a mujeres con varios tipos de infertilidad en una clínica de FIV. En lugar de limitarse a mirar una instantánea de azúcar en la sangre en un punto en particular, o la hemoglobina recubierta de azúcar como se utilizó en el estudio danés mencionado anteriormente, el grupo japonés midió los niveles de "productos finales de glicosilación avanzada", que son moléculas que se acumulan en la sangre como resultado de tener niveles altos de azúcar en la sangre a lo largo del tiempo.

Los investigadores japoneses descubrieron que las mujeres con niveles más altos de estas moléculas tenían menos óvulos recuperados, menos óvulos fertilizados y menos embriones de buena calidad. La tasa de embarazo también fue muy diferente: el 23% en las mujeres con valores normales de estos marcadores de niveles de azúcar en la sangre a largo plazo en comparación con solo el 3.4% en las mujeres con valores altos, indicativos de una historia prolongada de niveles altos de azúcar en la sangre.

Es importante destacar que este estudio no analizaba a mujeres con un factor de riesgo conocido de resistencia a la insulina, sino más a mujeres con una variedad de causas de infertilidad, incluyendo el factor tubárico y la infertilidad inexplicada. Esto significa que los resultados son probablemente relevantes para todas las mujeres que tratan de concebir, lo que sugiere una necesidad general de controlar los niveles de azúcar en la sangre para la calidad óptima del óvulo. También hay un factor más a considerar cuando se trata de la insulina y la fertilidad, y es el riesgo de aborto involuntario.

Insulina y aborto espontáneo

A pesar de que a menudo los médicos lo olvidan, existe un vínculo claro entre la resistencia a la insulina y el riesgo de aborto involuntario. Hace más de una década, los científicos revelaron que la tasa de resistencia a la insulina en mujeres con pérdida recurrente del embarazo era casi tres veces mayor que lo normal. Aunque el mecanismo preciso para este vínculo no se entiende bien, la investigación muestra que el nivel alto de azúcar en la sangre o niveles altos de insulina pueden aumentar significativamente el riesgo de aborto espontáneo.

Poniéndolo todo junto

El mensaje claro de toda esta investigación es que los niveles de azúcar en sangre y de insulina fuera de control son malas noticias para la fertilidad de todas las mujeres que intentan concebir. Esto es particularmente evidente a partir de la conclusión del estudio danés, en el que se descubrió que las mujeres con niveles elevados, aunque dentro de la normalidad de hemoglobina recubierta con azúcar tenían solo la mitad de probabilidades de quedar embarazadas durante seis meses en comparación con las mujeres con niveles más bajos.

Incluso si usted no tiene ninguna razón para creer que tiene una de las afecciones comunes relacionadas con niveles muy altos de insulina (SOP, diabetes, síndrome metabólico u obesidad), toda la investigación que demuestra cómo los niveles de azúcar en la sangre y la insulina contribuyen a la infertilidad en estas afecciones es relevante porque los estudios muestran que, incluso elevaciones leves de los niveles de azúcar en la sangre a lo largo del tiempo pueden disminuir la calidad de los óvulos y la fertilidad de la misma manera, aunque menor medida.

Pero también hay buenas noticias. Ahora que comprendemos el impacto negativo de los altos niveles de insulina, tenemos la oportunidad de marcar una diferencia significativa en la fertilidad al controlar nuestra insulina. Los estudios confirman que hacerlo mejora la ovulación, la calidad de los óvulos y la fertilidad.

Cómo elegir los carbohidratos para una fertilidad óptima

¿Cuál es la mejor manera de lograr el objetivo general de regular los niveles de azúcar en sangre y de insulina para ayudarla a concebir? Una opción es una dieta muy baja en carbohidratos, pero esto no se recomienda porque la investigación ha demostrado que este tipo de dieta puede ser difícil de seguir a largo plazo y puede privar al cuerpo de ciertos nutrientes clave. Un enfoque más fácil y saludable es seleccionar cuidadosamente los carbohidratos adecuados: carbohidratos que se digieren lentamente y que solo aumentan moderadamente el azúcar en la sangre, para prevenir las ráfagas repentinas de insulina.

Un buen punto de partida para la elección de los carbohidratos es el índice glucémico, y sabemos que una dieta baja en glucemia puede prevenir de manera muy eficaz la glucosa en la sangre y mejora la función de la insulina. Si bien esto proporciona un valioso punto de partida para la elección de carbohidratos, el índice glucémico tiene algunas limitaciones, porque subestima el efecto de los azúcares simples. Como resultado, para obtener el mayor beneficio para la fertilidad, tenemos que modificar la dieta tradicional de bajo índice glucémico, limitando cuidadosamente todos los azúcares, independientemente de lo que nos diga el índice glucémico. Pero antes de que nos centremos específicamente en los azúcares, comenzamos con la parte de la dieta donde el índice glucémico es más útil: los granos y los almidones.

Para controlar sus niveles de insulina, la filosofía general para los granos debe ser elegir los granos enteros mínimamente procesados, tales como arroz silvestre, frijoles, semillas y arroz integral en lugar de cualquier otro producto altamente procesado.

Para maximizar su fertilidad, también es importante tener en cuenta la cantidad de azúcar, especialmente en los alimentos dulces que no tienen ninguna calidad redentora nutricional. Aunque la fruta contiene algo de azúcar, las vitaminas, antioxidantes y fibra que se encuentran naturalmente en la fruta son beneficiosos para la fertilidad y compensan el impacto del azúcar en la sangre. Pero no se puede decir lo mismo de las sodas y los dulces, que aumentan los niveles de azúcar en la sangre y la insulina sin hacer que se sienta lleno y sin proporcionar ninguna vitamina ni otros nutrientes. Para una fertilidad óptima, intente que la fruta sea la única fuente importante de azúcar en su dieta.

¿Los vegetales afectan el azúcar en la sangre?

Casi todas las verduras son superalimentos para la fertilidad. Las únicas que ofrecen alguna reserva son almidonados o dulces: patatas, calabaza de invierno, calabaza, patatas dulces, zanahorias, ñame y maíz. Estas verduras tendrán un mayor impacto en los niveles de azúcar en sangre que otras hortalizas, pero este impacto se compensa generalmente con el valor nutricional que proporcionan.

Las excepciones aquí pueden ser las patatas y el maíz, que tienen un impacto muy significativo en los niveles de glucosa y son mucho más bajos en antioxidantes y nutrientes que otros vegetales. Como resultado, el valor nutricional que proporcionan no compensa el costo de los niveles de azúcar en la sangre. Por el contrario, las patatas dulces, las zanahorias y la calabaza son ricas en betacaroteno, un precursor de la vitamina A que es muy importante para la fertilidad. Estas verduras de colores brillantes también son ricas en muchas otras vitaminas y, por lo tanto, son buenas opciones nutricionales.

Otro beneficio de equilibrar el azúcar en la sangre

Un beneficio secundario para reducir el azúcar y la elección de carbohidratos lentos sobre los carbohidratos de liberación rápida es que, como resultado de los niveles constantes de azúcar e insulina en lugar variaciones, se sentirá llena y anhelará menos carbohidratos. Esto se debe a que los estallidos de insulina liberados repentinamente para hacer frente a los niveles altos de azúcar en la sangre a menudo reducen demasiado la glucosa en la sangre, haciendo que se le antoje otro golpe rápido de hidratos de carbono.

Por el contrario, con un aumento constante de los niveles de glucosa en sangre, la respuesta relativamente pequeña a la insulina no alterará demasiado los niveles de glucosa en sangre, minimizando los picos y valles en los niveles de azúcar en la sangre. Probablemente mejorará su estado de ánimo, su nivel de energía y sus antojos de alimentos y, si tiene sobrepeso, esta estrategia probablemente también le ayudará a perder peso sin sentir hambre. Esto puede suponer un gran beneficio para la fertilidad, ya que un 5-10% de pérdida de peso en mujeres con sobrepeso puede restaurar la fertilidad.

El balance final sobre los carbohidratos

En resumen, para aumentar la fertilidad, los mejores carbohidratos son los cereales mínimamente procesados y las verduras repletas de vitaminas. Cuando coma carbohidratos refinados, elija las versiones ricas en fibra y minimice todas las formas de azúcar. Este plan estabilizará los niveles de azúcar en la sangre y de insulina y, por lo tanto, reequilibrará otras hormonas implicadas en la fertilidad, ofreciéndole la mejor oportunidad de quedar embarazada.

Grasas trans

La resistencia a la insulina no es solo el resultado de la ingesta de carbohidratos de liberación rápida; otro factor que contribuye podría ser una mayor ingesta de grasas trans. Por esta razón, evitar las grasas trans es otro objetivo importante en una dieta de fertilidad.

Las grasas trans se encuentran con más frecuencia en alimentos comerciales fritos y horneados, como donas y galletas. Son grasas artificiales creadas para aumentar la vida útil de un producto y permitir que el aceite se reutilice después de haber sido calentado. Cuando surgieron investigaciones vinculando las grasas trans a una variedad de problemas de salud, los reguladores gubernamentales en muchas jurisdicciones intervinieron y ordenaron etiquetar o limitar estrictamente la cantidad permitida de grasas trans. Esto llevó a una disminución significativa en el uso de grasas trans y muchas grandes empresas reformularon sus productos para reducir o eliminar las grasas trans. Algunos países europeos han prohibido completamente las grasas trans y los Estados Unidos las están eliminando gradualmente.

Desafortunadamente, no se necesita mucha cantidad de grasas trans para que se produzca un efecto perjudicial. Incluso unos pocos gramos por día se han relacionado con un mayor riesgo de diabetes tipo II, resistencia a la insulina, enfermedades cardiovasculares e inflamación. Gracias a los resultados del Nurses Health Study, sabemos que las grasas trans también aumentan significativamente el riesgo de infertilidad.

Al analizar la ingesta de grasas trans en los datos del Nurses Health Study, los investigadores de Harvard encontraron que consumir incluso una pequeña cantidad de grasas trans en lugar de grasa monoinsaturada se asociaba con un riesgo más que duplicado de infertilidad ovulatoria.

Se cree que las grasas trans son tan problemáticas para la fertilidad porque disminuyen la actividad de los receptores específicos implicados en el metabolismo. Estos receptores, denominados receptor gamma activado por proliferador de peroxisoma (PPAR-gamma), están implicados en la función de la insulina. Varios fármacos diseñados para mejorar la función de la insulina en diabéticos y pacientes con SOP están dirigidos directamente a estos receptores para mejorar la función de la insulina. Parece que las grasas trans hacen exactamente lo contrario, interfiriendo con la función de estos receptores. No es de extrañar, entonces, que las grasas trans puedan contribuir a la mala función de la insulina, que ahora entendemos que puede contribuir a la infertilidad.

La solución más simple es limitar las grasas trans en su dieta tanto como sea posible. Las grasas trans no tienen cualidades nutricionales redentoras y normalmente no se encuentran en alimentos saludables y naturales. La forma más fácil de minimizar las grasas trans en su dieta es reducir al mínimo los alimentos altamente procesados y leer las etiquetas de los productos de cualquier alimento procesado que compre. Si encuentra aceite "hidrogenado" o "parcialmente hidrogenado", este es el código para las grasas trans.

Fomentar la fertilidad con una dieta mediterránea

Más allá de carbohidratos y grasas trans, también hay un creciente conjunto de evidencias que muestran cómo los patrones dietéticos generales pueden afectar la fertilidad. Las encuestas sobre la dieta de mujeres sometidas a FIV o que tratan de concebir naturalmente han revelado que una dieta basada en verduras, frutas, aceites vegetales, legumbres y proteínas magras (pescado en particular), junto con carbohidratos de bajo índice glucémico, mejora drásticamente la fertilidad.

El Nurses Health Study es, con mucho, el estudio más grande y detallado para abordar la cuestión de cómo la dieta general afecta la fertilidad. Al estudiar las dietas de miles de mujeres que participaron en el estudio mientras intentaban concebir, los investigadores descubrieron un grupo de factores dietéticos específicos asociados con un menor riesgo de infertilidad.

Específicamente, los investigadores encontraron que la dieta que tenía el menor riesgo de infertilidad se basaba en un mayor consumo de ácidos grasos monoinsaturados, proteínas vegetales en lugar de proteínas de origen animal, carbohidratos de bajo índice glucémico y, de manera algo inesperada, mayor consumo de grasa total. Las mujeres que siguieron fielmente esta dieta tuvieron un 60% menos de riesgo de infertilidad ovulatoria y un 27% menos de riesgo de infertilidad debido a otras causas.

El Nurses Health Study, por lo tanto, sugiere que la dieta puede ayudar enormemente en la prevención de la infertilidad causada por trastornos ovulatorios. Sin embargo, es importante destacar el enfoque de la "infertilidad ovulatoria" en este estudio. Este tipo de infertilidad se refiere a las mujeres que tienen dificultad para concebir porque no ovulan regularmente y el SOP es, con mucho, la causa más común de este trastorno. Solo con el Nurses Health Study no podemos saber si otros tipos de infertilidad, como el causado por la edad o la mala calidad de los óvulos, pueden beneficiarse de diferentes pautas dietéticas.

Para una mayor comprensión de cómo influye la dieta en estas otras causas de infertilidad tenemos que ir más allá del estudio de la salud de las enfermeras y analizar la investigación que demuestra cómo influye la dieta en las tasas de éxito de la FIV. Esto nos permite identificar la dieta que es más útil para las mujeres que intentan concebir a través de la FIV, en la cual la calidad del óvulo es a menudo el factor limitante.

Uno de los estudios más interesantes sobre la dieta y las tasas de éxito de la FIV encuestó a 161 parejas en una clínica de FIV de los Países Bajos. Después de analizar la dieta de cada mujer, los investigadores encontraron que las mujeres que siguieron de cerca una dieta mediterránea antes de su ciclo de FIV tenían un 40% más de probabilidades de quedar embarazada. La "dieta mediterránea" en este estudio se caracterizó por un alto consumo de verduras, aceite vegetal, pescado y legumbres, y una menor ingesta de aperitivos procesados.

Los investigadores no estaban seguros de por qué esta dieta mediterránea mejoró las tasas de embarazo tan drásticamente, pero sugirió que era el resultado de vitaminas y ácidos grasos específicos. Esta teoría está fuertemente apoyada por el hecho de que las mujeres que siguieron de cerca la dieta mediterránea tenían niveles significativamente más altos de folato (se encuentran en los granos y verduras), y también un poco más altos niveles de vitamina B6 y vitamina B12 (se encuentran en el pescado y la carne).

Cada una de estas vitaminas beneficia la fertilidad de formas distintas, pero su mayor impacto podría ser a través de la reducción de los niveles de un aminoácido dañino llamado homocisteína. Los investigadores holandeses encontraron que, cuanto más tiempo seguían las mujeres la dieta mediterránea, más bajos eran sus niveles de homocisteína.

Como se describió en los capítulos anteriores, los científicos han sabido durante muchos años que una deficiencia de folato o vitamina B12 provoca que el aminoácido homocisteína se acumule en el cuerpo, lo que a su vez reduce el número y la calidad de los óvulos en los ciclos de FIV y reduce la calidad del embrión. Los altos niveles de homocisteína también se han relacionado con una alta tasa de aborto espontáneo.

Por lo tanto, la dieta mediterránea puede mejorar las posibilidades de embarazo en la FIV al aumentar los niveles de vitaminas clave para la fertilidad y disminuir la homocisteína, mejorando así la calidad del óvulo y del embrión.

La vitamina B6 por sí sola también podría tener un gran impacto en el aumento de la fertilidad de las mujeres que toman una dieta mediterránea, porque la investigación ha establecido que dar suplementos de vitamina B6 a las mujeres con infertilidad aumenta las posibilidades de concepción en un 40% y disminuye el aborto temprano en un 30%. La vitamina B6 se encuentra en cantidades particularmente grandes en el pescado, un componente clave de la dieta mediterránea.

Si las vitaminas B6 y B12 son parte de la razón para mejorar las tasas de éxito de la FIV para las mujeres que siguen una dieta mediterránea, el asesoramiento del Nurses Health Study para preferir la proteína vegetal sobre la proteína animal podría ser contraproducente. Si la calidad del óvulo es el factor limitante en su capacidad para quedar embarazada (si tiene más de 35 años o ha fracasado los ciclos de FIV, por ejemplo), obtener niveles adecuados de vitamina B12 es importante y la vitamina B12 normalmente solo se encuentra en alimentos de origen animal. Una deficiencia de esta vitamina es muy común en los vegetarianos, y particularmente en los veganos. La vitamina B6 es también mucho más fácil de obtener de fuentes animales, tales como pescado, cerdo y pollo.

En otro estudio útil que investigaba el vínculo entre la dieta y las tasas de embarazo durante la FIV, las mujeres que cumplían las pautas nutricionales holandesas para el consumo diario de frutas, verduras, carne, pescado y productos de trigo integral tenían tasas de embarazo mucho más altas. Las directrices nutricionales neerlandesas recomiendan por lo menos dos piezas de fruta al día, por lo menos 200 gramos de verduras, el uso de aceites monoinsaturados o poliinsaturados, por lo menos tres porciones de carne o sustitutos semanales, al menos cuatro rebanadas de pan integral por día, y al menos una porción de pescado por semana. Esta dieta generalmente corresponde a la dieta mediterránea, aunque tal vez con un mayor enfoque en el pan.

Los investigadores descubrieron que las mujeres que seguían más de cerca las pautas nutricionales holandesas antes de su ciclo de FIV tenían una probabilidad un 65% mayor de embarazo. Una vez más, los investigadores sospecharon que los efectos de las vitaminas del grupo B, como el ácido fólico, podrían ayudar a explicar cómo una mejor nutrición aumenta las tasas de embarazo.

Otra posibilidad planteada por los investigadores es que una dieta mediterránea es beneficiosa porque incluye más cantidad de las grasas saludables que se encuentran en el pescado. Un estudio separado en los Países Bajos abordó la cuestión específica del impacto de los ácidos grasos poliinsaturados y la dieta en las tasas de éxito de la FIV. El estudio encontró que las mujeres con los niveles más altos de ácidos grasos omega-3 (típicamente obtenidos del pescado) habían mejorado la calidad del embrión.

Cabe recalcar que debe evitar cualquier pescado con alto contenido en mercurio mientras trata de concebir. Los pescados con más mercurio son el tiburón, el pez espada, la teja y la caballa. El atún albacora también contiene una cantidad moderada de mercurio y no se debe comer más de una vez por semana. El atún ligero enlatado es relativamente bajo en mercurio.

Reuniendo las características de los patrones dietéticos generales demostrados para beneficiar la fertilidad en estos estudios, hay algunas características comunes claras:

- Bajo consumo de carbohidratos refinados y altamente procesados

- Ingesta alta de verduras, frutas y pescado.

Alcohol y cafeína

Hay algunas pruebas de que la limitación de su consumo de cafeína y alcohol podría ser útil para la fertilidad, aunque la investigación sigue siendo bastante incoherente.

¿El alcohol daña la fertilidad?

Está claro que un alto nivel de consumo de alcohol tiene un impacto notable en la fertilidad, pero la evidencia es mucho más ambigua en cuanto al impacto del consumo ocasional de alcohol en la capacidad de concebir. Un factor que puede haber complicado la investigación a través de los años es la edad, ya que un estudio danés descubrió que la ingesta de alcohol era un factor de predicción significativo de la infertilidad solo entre las mujeres mayores de 30 años. En el grupo de más de 30 años, las mujeres que consumían siete o más bebidas alcohólicas por semana tenían más del doble de probabilidades de reportar infertilidad que las mujeres que consumían menos de una bebida por semana.

Un estudio danés de alto perfil publicado en 1998 indicó que la ingesta de alcohol se asocia con la reducción de la fertilidad y el aumento del tiempo necesario para el embarazo, incluso entre las mujeres que beben cinco o menos bebidas alcohólicas por semana. El consumo de alcohol también se ha relacionado con la infertilidad ovulatoria en algunos estudios, pero no en todos.

Los investigadores también han visto un efecto negativo del consumo moderado de alcohol en las tasas de éxito de la FIV. El primer estudio de este tipo, publicado por investigadores de la Universidad de California en 2003, descubrió que el consumo de alcohol en el mes previo a la FIV tuvo un efecto muy significativo en la probabilidad de embarazo, mientras que el consumo de alcohol en la semana antes de la FIV duplicó la tasa de aborto. El consumo de alcohol también se asoció con una disminución en el número de óvulos recuperados.

Más recientemente, un estudio más amplio que investigó la cuestión del alcohol y las tasas de éxito de la FIV confirmó un efecto negativo del alcohol, pero la diferencia en las tasas de éxito fue mucho menor que en la investigación indicada anteriormente. Ese estudio, publicado en 2011 por investigadores de la Escuela de Medicina de Harvard, se basó en una encuesta a más de 2,000 parejas sometidas a FIV. Los investigadores encontraron que, en comparación con las mujeres que dicen tomar menos de cuatro bebidas alcohólicas por semana, las mujeres que beben más de esta cantidad tenían una probabilidad un 16% menor de conseguir un nacimiento vivo.

Aunque la evidencia no es totalmente consistente en lo que respecta al impacto de una o dos bebidas alcohólicas por semana, la investigación muestra que un mayor consumo de alcohol se asocia con un tiempo más largo para concebir y reducir las tasas de éxito de la FIV. Puesto que de todos modos tendrá que renunciar completamente al alcohol una vez embarazada, probablemente valga la pena comenzar antes y reducir o eliminar el alcohol mientras trata de concebir.

La cafeína y la fertilidad

La evidencia es aún menos clara cuando se trata de cafeína. Aunque los altos niveles de consumo de cafeína se han vinculado a un tiempo mucho más largo para conseguir un embarazo y al aumento del riesgo de aborto involuntario, muchos de estos estudios incluyeron mujeres que bebían más de cinco o seis tazas de té o café al día. Hay muy poca investigación que muestre un claro impacto con solo una o dos tazas al día mientras se intenta concebir.

Sin embargo, un estudio de Yale reveló que las mujeres que solían tomar té o café en el pasado, pero dejaron de tomarlo antes del tratamiento de fertilidad, tenían una tasa de embarazo y de nacidos vivos mayor que las mujeres que seguían bebiendo té y café. Además, un estudio reciente midió los niveles de cafeína del interior de los folículos ováricos y demostró que la cafeína realmente puede llegar al líquido dentro de los folículos. Este estudio no encontró asociación entre los niveles de cafeína y la tasa de embarazo después de la FIV, pero sí sugirió un posible vínculo entre los niveles más altos de cafeína y la pérdida temprana del embarazo, junto con una disminución en el número de embriones de buena calidad.

Por lo tanto, aunque probablemente no sea necesario dejar de tomar té y café por completo, hay razones para ser cauteloso con la cantidad de cafeína que consume. En el contexto de la FIV, puede haber tanto en juego en términos de costo financiero, molestias, ansiedad e incomodidad que probablemente esté dispuesta a renunciar a la cafeína en caso de que suponga una diferencia. Pero si esa no es su filosofía, probablemente no vale la pena sentirse culpable por una taza de té o café.

CAPÍTULO 12

La otra parte de la ecuación: La calidad del esperma

A LA MAYORÍA DE las parejas que están tratando de concebir nunca les exponen los hechos básicos sobre la calidad del esperma y la fertilidad masculina. Esta falta de información priva a los hombres de la posibilidad de tomar medidas sencillas para mejorar su fertilidad, medidas que están respaldadas por años de investigación científica.

Si una pareja tiene dificultad para concebir debido a la mala calidad del esperma o un recuento bajo de espermatozoides, el enfoque suele concentrarse en la parte femenina y todas las técnicas de reproducción asistida que probablemente eludan la cuestión de la calidad del esperma en lugar de abordarla. Un enfoque más racional es llegar a la raíz del problema abordando las causas subyacentes y encontrando soluciones para la mala calidad del esperma. Pero primero necesitamos disipar algunos de los mitos generalizados que rodean la fertilidad masculina.

Mito n.° 1:
La dificultad para concebir por lo general se puede atribuir a la pareja femenina

Contrariamente a la creencia popular, la infertilidad masculina contribuye a casi el 50% de todos los casos en los que una pareja tiene dificultades para concebir. La idea errónea de que la infertilidad femenina es más común puede deberse al hecho de que el tratamiento en una clínica de fertilidad suele implicar muchos procedimientos, medicamentos e inyecciones para las mujeres, pero no para los hombres.

A pesar de que la pareja femenina es casi siempre el foco principal de los tratamientos de fertilidad como IUI y FIV, en muchos casos estos tratamientos son necesarios solo para eludir problemas con la calidad del esperma, en lugar de para paliar algún problema de fertilidad femenina. Sin embargo, incluso con estos tratamientos avanzados de fertilidad para sortear el problema, es posible que la baja calidad del esperma siga siendo un factor limitante y aumente el riesgo de aborto involuntario. Al final, si una pareja está tratando de concebir de forma natural o mediante FIV, el lado masculino de la ecuación no debe ser ignorado.

Parte del problema es que el análisis tradicional del semen realizado en las clínicas de fertilidad es lamentablemente inadecuado. Se examinan tres medidas estándar durante un análisis de semen convencional (denominados conjuntamente "parámetros de semen"):

1. Número/concentración de espermatozoides: número de espermatozoides por unidad de volumen de semen

2. Motilidad: capacidad del esperma para nadar adecuadamente hacia el óvulo

3. Morfología: porcentaje de esperma que tiene una forma y apariencia general normales

Si bien un problema en cualquiera de estos parámetros definitivamente hará que sea más difícil concebir, este análisis de semen tradicional no cuenta toda la historia. El análisis puede arrojar valores perfectamente normales, a pesar de que la mala calidad del esperma siga siendo una barrera para concebir. Esto se debe a que las medidas tradicionales no investigan adecuadamente la calidad del ADN dentro del esperma.

Las últimas investigaciones sugieren que la calidad del ADN importa más que los parámetros convencionales del semen. El término "calidad del ADN" refleja si el ADN tiene mutaciones individuales, copias extra o desaparecidas de cromosomas, o roturas físicas en las cadenas de ADN. Este último tipo de daño da como resultado la fragmentación de los cromosomas y es el tipo de daño más utilizado para medir la calidad del ADN en el esperma.

Cada tipo de daño en el ADN provoca su propio conjunto de problemas: menor probabilidad de fertilización, menor probabilidad de que el embrión se implante con éxito para convertirse en un embarazo, y mayor riesgo de que el niño nazca con un grave defecto de nacimiento o una enfermedad genética causada por una nueva mutación espontánea.

La evidencia que está emergiendo indica que el daño en el ADN del esperma también aumenta el riesgo del aborto involuntario. En un estudio reciente, los investigadores encontraron niveles mucho más altos de daño en el ADN de espermatozoides de parejas con antecedentes de aborto involuntario, lo que sugiere que este daño en el ADN podría ser un factor que contribuye a la pérdida del embarazo.

En resumen, la extensión del daño en el ADN del esperma es un factor importante para cualquier pareja que esté tratando de concebir.

Mito n.° 2:
La fertilidad masculina no disminuye hasta después de los 50 años

La realidad es que un hombre normal de 45 años es significativamente menos fértil que un hombre 10 años más joven, y la calidad del esperma comienza a disminuir a los 35 años. Una gran parte del motivo de este descenso es que el esperma de los hombres mayores tiene más rupturas y mutaciones del ADN y otras anomalías cromosómicas. De hecho, la fragmentación del ADN en el esperma se duplica entre los 30 y los 45 años.

A menudo se pasa por alto la disminución de la fertilidad masculina relacionada con la edad. Muchas personas asumen erróneamente que, mientras que una madre mayor es más propensa a abortar o tener un bebé con un defecto de nacimiento como el síndrome de Down, la edad del padre no tiene ningún impacto en estos resultados. Las investigaciones demuestran que los padres mayores de 40 años tienen una probabilidad un 20% mayor de tener un bebé con un defecto grave de nacimiento. Y, como resultado de los errores en el ADN que aumentan con la edad, los hombres mayores de 50 tienen el doble de probabilidades de tener un niño con autismo, en comparación con los hombres menores de 29 años. Además, los niveles más altos de daño en el ADN de los espermatozoides aumentan más del doble el riesgo de aborto espontáneo.

No es solo el ADN del interior del esperma el que sufre con el aumento de la edad. La motilidad del esperma comienza a disminuir a los 35 años, y la edad también afecta negativamente el recuento de espermatozoides y la morfología.

Pero no todo son malas noticias. La investigación también muestra que parte de esta disminución puede prevenirse e invertirse, y varios estudios han descubierto que los hombres mayores que siguen una dieta saludable y toman los suplementos adecuados tienen una calidad espermática similar a los hombres más jóvenes. Esto nos lleva al mito más significativo de todos.

Mito n°. 3:
No se puede hacer nada para mejorar la calidad del esperma.

Decenas de investigaciones científicas contradicen esta creencia generalizada y demuestran que es posible mejorar la calidad del esperma e incluso mejorar la calidad del ADN del interior del esperma. Hacerlo presenta toda una serie de beneficios: aumentar las posibilidades de concebir (ya sea naturalmente o en conjunción con la reproducción asistida, como la fecundación in vitro) y reducir el riesgo de aborto y defectos de nacimiento.

Para entender lo que puede hacer para mejorar la calidad del esperma, es útil entender primero cómo se dañan los espermatozoides.

El ciclo de producción de cada esperma tarda poco más de dos meses. Durante este tiempo, muchos factores ambientales y de estilo de vida diferentes pueden afectar el proceso, para bien o para mal. Sin embargo, con mucho, el factor más importante que afecta la calidad del esperma durante este tiempo es el nivel de oxidación.

La oxidación es una reacción química en el cuerpo que es análoga a la oxidación del metal o de una manzana que se vuelve marrón. A medida que se producen los espermatozoides, se genera un nivel normal y saludable de oxidación como resultado de los procesos biológicos, y un ejército de defensores impide que esta oxidación se descontrole. El sistema de defensa incluye antioxidantes como las vitaminas C y E (el semen contiene una concentración particularmente alta de vitamina C), junto con enzimas especiales que existen únicamente para proteger los espermatozoides contra el daño oxidativo.

Cuando los factores del estilo de vida, como la exposición a toxinas o las deficiencias de vitaminas, causan demasiada oxidación o comprometen el sistema de defensa antioxidante, el resultado es un daño oxidativo, un factor que se cree que contribuye a la infertilidad masculina en hasta un 80% de los casos.

La oxidación afecta los parámetros convencionales del semen (recuento de espermatozoides, motilidad y morfología), así como la cantidad de daño en el ADN espermático. Las investigaciones de la Clínica de Cleveland han confirmado que los hombres con altos niveles de oxidación en el semen tienen una fragmentación del ADN más extensa y un funcionamiento más anormal del esperma.

Los problemas médicos como infecciones, bloqueos, y venas agrandadas (varicocele) suponen alrededor de un cuarto de los casos de infertilidad masculina. Si usted está afectado por una de estas afecciones, es posible que necesite medicación o un procedimiento quirúrgico menor para mejorar la calidad de su esperma. Sin embargo, tal tratamiento médico convencional no evita la necesidad de prestar también atención al estilo de vida y los factores nutricionales que pueden mejorar la calidad del esperma.

La realidad es que los enfoques naturales para mejorar la calidad del esperma pueden ser aún más importantes en los hombres con afecciones urológicas, porque muchas afecciones contribuyen a la infertilidad causando un aumento en el daño oxidativo a los espermatozoides.

Mejorar la calidad del esperma también puede ser particularmente crítico cuando la pareja tiene mala calidad de óvulo. A diferencia de los espermatozoides, los óvulos tienen una maquinaria especializada que puede reparar el daño del ADN, lo que permite que los óvulos puedan superar algunos de los efectos negativos de los espermatozoides dañados. Sin embargo, el proceso de reparación del ADN solo funciona eficazmente en óvulos de buena calidad. Un óvulo de una mujer mayor puede no ser capaz de reparar adecuadamente el daño del ADN de esperma de mala calidad, lo que hace aún más difícil concebir.

La buena noticia es que, en la mayoría de los hombres, la calidad del esperma está bajo su control al menos en parte, a través de suplementos vitamínicos y otros pasos simples que puede dar para protegerse contra el daño oxidativo y proteger, por lo tanto, su fertilidad.

Cómo mejorar la calidad de su esperma

Tome un suplemento antioxidante diario

Lo más importante que puede hacer para mejorar la calidad de los espermatozoides es tomar un suplemento diario que contenga una combinación de vitaminas y antioxidantes. Docenas de estudios han establecido claramente que tomar un suplemento antioxidante diario mejora la calidad del esperma y aumenta la posibilidad de concebir. Esto es cierto tanto para las parejas que tratan de concebir naturalmente como para las que se someten a un tratamiento de fertilidad.

Una revisión sistemática de la investigación en esta área, que analizó 34 estudios previos, determinó que los hombres que toman suplementos antioxidantes tenían una probabilidad cuatro veces mayor de concebir. También hubo una probabilidad cinco veces mayor de un nacimiento vivo en comparación con los hombres que no toman antioxidantes. Y ningún estudio registró evidencias de efectos secundarios dañinos a causa de la terapia antioxidante.

Algunas investigaciones sugieren que los antioxidantes pueden ser particularmente potentes cuando la infertilidad está causada por daño del ADN del interior del esperma. En otro estudio, los hombres con una elevada fragmentación del ADN recibieron vitaminas C y E diariamente durante dos meses después de un intento fallido de lograr la fertilización por ICSI (un enfoque similar a la FIV, en el que los espermatozoides se inyectan directamente en los óvulos). Los investigadores encontraron una mejora extraordinaria en el intento siguiente, ya que la tasa de embarazo clínico escaló del 7% al 48%.

Diferentes estudios utilizan diferentes combinaciones de antioxidantes, pero los que más se han estudiado en este contexto son la vitamina C, vitamina E, zinc, folato y selenio. Las vitaminas C y E actúan directamente como antioxidantes, mientras que el zinc, el folato y el selenio previenen la oxidación de formas más complejas, por ejemplo ayudando a las enzimas antioxidantes. Una deficiencia de zinc o folato también puede causar directamente daño al ADN.

Aunque muchos estudios han intentado descubrir cuál de estas vitaminas (o qué combinación) ayuda más, usted puede cubrir todas las posibilidades y probablemente conseguir el mayor beneficio tomando un multivitamínico diario, ya que se encuentran en multivitamínicos estándares. Una multivitamina diseñada específicamente para los hombres es una buena opción porque probablemente contendrá más selenio. Idealmente, deberá comenzará a tomar las vitaminas dos o tres meses antes de intentar concebir, pero posiblemente sea beneficioso aumentar sus niveles antioxidantes durante cualquier período de tiempo antes de intentar concebir.

Si desea ir un paso más allá, un suplemento antioxidante adicional a considerar es la CoQ10, una molécula antioxidante vital que se encuentra en casi todas las células del cuerpo. Es probable que sea particularmente importante para la calidad del esperma porque no solo es antioxidante, también es un componente esencial de la producción de energía.

Los investigadores han sabido por muchos años que existe un vínculo entre la calidad espermática y el nivel de CoQ10 presente en el semen de forma natural, ya que los hombres que tienen niveles bajos de CoQ10 tienden a mostrar un menor recuento de espermatozoides y baja motilidad.

En los últimos años, varios estudios aleatorizados, doble ciego y controlados con placebo han determinado que tomar un suplemento de CoQ10 mejora la concentración, la motilidad y la morfología del esperma. Un estudio reciente también encontró que la combinación de CoQ10, antioxidantes y vitamina B12 no solo mejoró los parámetros tradicionales del semen, sino que también mejoró significativamente la integridad del ADN en los espermatozoides.

Una forma en la que se piensa que la CoQ10 mejora la calidad del esperma es aumentando la actividad de las enzimas antioxidantes, pero probablemente tenga también efectos beneficiosos a través de la producción de energía mejorada. Para la producción de esperma y la motilidad, es absolutamente esencial disponer de suficiente energía en la forma de una molécula llamada ATP. Las células solo pueden producir ATP cuando tienen suficiente CoQ10. Aunque aún no se ha probado, es probable que los suplementos de CoQ10 mejoren la calidad del esperma al optimizar la producción de energía.

Si elige tomar CoQ10, la mejor forma de tomarla se conoce como ubiquinol (como se explica en el capítulo 6), y la dosis recomendada habitual es de 200 mg al día.

Aumente sus niveles de antioxidantes a través de la dieta

Para aprovechar al máximo el poder de los antioxidantes y aumentar la calidad del esperma, es buena idea aumentar también todo lo posible los antioxidantes de su dieta. Numerosos años de investigación científica confirman que los hombres con una dieta más alta en antioxidantes son más propensos a producir esperma con el número correcto de cromosomas y tienden a tener mejores parámetros de semen como el recuento de espermatozoides y la motilidad. Como ejemplo, un estudio reciente encontró que los hombres con mayor ingesta de frutas y cereales tenían mejor calidad espermática. Uno de los nutrientes que probablemente era responsable de este beneficio es el folato, que se encuentra en cantidades particularmente grandes en frutas, verduras y cereales fortificados.

Un hecho poco conocido es que, cuando se trata de concebir, asegurar una ingesta adecuada de folato es fundamental también para los hombres, no solo para las mujeres. Mientras que a todas las mujeres que intentan concebir se les dice que deben tomar folato para prevenir defectos de nacimiento como espina bífida, los investigadores ahora entienden que el folato es también imprescindible para los hombres porque juega un papel esencial en la protección del ADN del esperma. En un estudio, los hombres con una mayor ingesta de folato fueron menos propensos a producir espermatozoides con el error cromosómico específico que causa el síndrome de Down.

Un estudio reciente en California reveló que los antioxidantes pueden incluso prevenir o revertir el aumento del daño en el ADN del esperma asociado con el envejecimiento. El estudio, en el que participaron hombres que no tenían problemas de fertilidad conocidos, descubrió que los hombres con mayor ingesta total de vitamina C, vitamina E, zinc y folato (de los alimentos y suplementos) tenían menos daño en el ADN de su esperma. De hecho, los hombres con la mayor ingesta tenían una calidad de ADN espermático similar a los hombres más jóvenes. Este hallazgo extraordinario sugiere que se puede prevenir una gran parte de la disminución de la fertilidad y el aumento del riesgo de abortos y defectos de nacimiento a medida que los hombres envejecen.

Es importante seguir una dieta nutritiva, porque es probable que los antioxidantes específicos que se encuentran en las multivitaminas sean solo un pequeño porcentaje de la amplia gama de antioxidantes que se encuentran naturalmente en los alimentos. Un antioxidante adicional que ha demostrado ser útil para la calidad del esperma, pero que es poco probable que esté presente en su multivitamínico habitual es el licopeno. Este poderoso antioxidante se encuentra en los tomates y se concentra particularmente una vez que los tomates se cocinan, como en la pasta de tomate.

Otros antioxidantes potentes incluyen las antocianinas, que dan a las bayas su color púrpura oscuro, y el beta-caroteno, que se encuentra en las patatas dulces y zanahorias. Otras fuentes bien conocidas de antioxidantes son el té verde y el chocolate negro, aunque se sabe poco sobre la relación de estos antioxidantes con la calidad del esperma. Hasta que sepamos más acerca de qué antioxidantes son más beneficiosos, el mejor enfoque es comer una amplia variedad de frutas y verduras, prestando especial atención a las variedades de colores más brillantes, que normalmente son las que contienen más antioxidantes.

Reduzca su exposición a toxinas ambientales

El poder de los factores del estilo de vida para influir en la calidad del esperma no termina con los antioxidantes. Se piensa que las toxinas ambientales cotidianas son un factor importante que contribuye al estrés oxidativo que se observa en hasta el 80% de los hombres infértiles. Las toxinas a menudo causan una mayor oxidación al comprometer la actividad de las enzimas antioxidantes, junto con una serie de efectos nocivos sobre la calidad del esperma.

Se registran más de 80,000 productos químicos para su uso en los Estados Unidos. Sin embargo, solo un pequeño porcentaje se ha analizado para la seguridad y aún menos para el daño reproductivo. Dentro del conjunto de productos químicos a los que todos estamos expuestos a diario, todavía no está claro qué toxinas causan la mayoría de los problemas en los hombres que intentan concebir. Sin embargo, hasta el momento las toxinas con la evidencia más clara de daño a la calidad del esperma son las mismas que se ha demostrado que dañan los óvulos en desarrollo: los ftalatos y el BPA. Ambas son sustancias químicas ubicuas que hace mucho tiempo que se sabe que interrumpen la actividad hormonal (los llamados "disruptores endocrinos").

Ftalatos

Los ftalatos son un grupo de productos químicos llamados "plastificantes" que se utilizan en todo, desde colonia a detergente para ropa, ambientadores y plástico flexible hecho de vinilo o PVC. Como se explica con más detalle en el capítulo 3, estos productos químicos están prohibidos en los juguetes de los niños y algunos ftalatos están prohibidos en los productos de cuidado personal en Europa, pero en general se ha hecho muy poco para frenar la cantidad de ftalatos a los que estamos expuestos a diario. Esto sucede a pesar de que los científicos han sabido por más de 20 años que estos productos químicos se absorben en el cuerpo e interfieren con hormonas esenciales.

Al actuar como disruptores endocrinos, los ftalatos causan una serie de efectos nocivos, incluyendo malformaciones genitales en niños varones expuestos en el útero. Después de muchos años de acalorada controversia, ahora parece estar bien establecido que los ftalatos también dañan el esperma de los hombres adultos.

Se ha demostrado que la concentración de ftalatos a la que suelen exponerse los hombres causa daño en el ADN de los espermatozoides, al mismo tiempo que reduce la calidad del esperma analizado mediante medidas tradicionales. El daño puede ocurrir de varias formas, por ejemplo, alterando los niveles hormonales y causando estrés oxidativo. Más específicamente, se han relacionado niveles más altos de ftalato con niveles más bajos de testosterona y otras hormonas implicadas en la fertilidad masculina. Un gran estudio que incluía a más de 10.000 personas también reveló un vínculo entre los niveles más altos de ftalatos y el estrés oxidativo más extenso en todo el cuerpo.

En última instancia, incluso una pequeña disminución en la calidad espermática causada por los ftalatos puede traducirse en una reducción significativa de la fertilidad. En la reunión de 2013 de la Sociedad Americana de Medicina Reproductiva, los investigadores presentaron los resultados de un estudio que investigaba la relación entre los niveles de ftalato y las probabilidades de concebir de 500 parejas. Los investigadores encontraron que los hombres que tenían niveles más altos de ftalatos en sus cuerpos tenían un 20% menos de probabilidades de impregnar a sus parejas en el transcurso de un año.

Los hombres pueden reducir su exposición a los ftalatos minimizando el uso del vinilo / PVC en el hogar, cambiando a un champú, crema de afeitar y desodorante etiquetados como "sin ftalatos" (como los fabricados por Every Man Jack, Burt's Bees y Caswell -Massey), evitando fragancias innecesarias como colonia y fragancias en el detergente de la colada y comiendo menos alimentos procesados envasados en plástico.

BPA

El bisfenol A, o BPA para abreviar, es otra toxina que plantea un peligro potencial para la fertilidad masculina. Se encuentra comúnmente en alimentos enlatados, recipientes de plástico reutilizables de almacenamiento de alimentos y en el recubrimiento de recibos de papel. Los investigadores han sospechado del BPA durante mucho tiempo, porque es un disruptor endocrino conocido por imitar los efectos del estrógeno.

En uno de los estudios más tempranos sobre la cuestión del BPA y la calidad del esperma, los investigadores de la Universidad de Michigan encontraron que los niveles más altos de BPA urinario estaban relacionados con menor recuento, motilidad y morfología de los espermatozoides, y un mayor porcentaje de daño en el ADN del esperma.

Otros estudios han confirmado que los hombres con niveles más altos de BPA son más propensos a tener un recuento bajo de espermatozoides y mala calidad espermática. Además, varios estudios en animales han observado directamente que la exposición al BPA en niveles equivalentes a la cantidad a la que los seres humanos están expuestos diariamente interfiere con la producción de esperma y provoca la rotura del ADN en los espermatozoides.

A pesar de que todavía hay controversia sobre el impacto del BPA en la calidad de los espermatozoides, ahora hay más que suficiente evidencia para justificar la precaución. Por suerte, es fácil reducir drásticamente su exposición al BPA mediante la compra de alimentos enlatados etiquetados como "sin BPA", usando vidrio o acero inoxidable en la cocina en lugar de recipientes de plástico y manejando recibos de papel lo menos posible.

Plomo y otros metales pesados

No hay duda de que el plomo representa un peligro para la salud humana. Afortunadamente, la acción del gobierno ha reducido significativamente el plomo en nuestro medio ambiente. Aun así, es justificable que ponga un poco de cuidado adicional si está tratando de tener hijos, porque los investigadores han descubierto que los hombres con mayores niveles de plomo tienden a tener un conteo de esperma significativamente menor y un mayor porcentaje de esperma anormal.

Una buena manera de reducir su exposición es utilizar un filtro de agua certificado para eliminar el plomo. Para obtener asesoramiento sobre marcas específicas, consulte la guía de compras en línea del filtro de agua de Environmental Working Group. La pintura vieja es otra fuente de posible exposición al plomo, así que considere la posibilidad de comprar un kit de prueba si su hogar tiene pintura vieja que se desmenuza. Quitarse los zapatos en la puerta es otra buena medida, porque la investigación ha descubierto que la suciedad arrastrada desde el exterior es la principal fuente de plomo en el polvo de la casa.

El mercurio es otro metal pesado que en teoría podría disminuir la fertilidad masculina, pero en el momento de la escritura de este libro solo ha habido informes aislados y desiguales sobre la exposición al mercurio que afecta la calidad del esperma. Los estudios más grandes en la población humana no han demostrado ningún impacto de niveles más altos del mercurio obtenidos con el consumo de mariscos. Puede ser que el mercurio siga siendo una preocupación más para las mujeres que para los hombres.

Para manejar algunos de los riesgos de los cientos de productos químicos que hay en el medio ambiente y que también podrían contribuir a la mala calidad del esperma, puede errar por el lado de la precaución minimizando la exposición a sustancias químicas que se sabe que tienen efectos tóxicos generales, como pesticidas, venenos y aerosoles contra insectos. También debe tener cuidado si tiene un hobby o profesión que incluya soldaduras o el uso de pesticidas o disolventes orgánicos como el formaldehído. Si está particularmente preocupado por las toxinas ambientales, el sitio web del Grupo de Trabajo Ambiental contiene consejos sobre cómo evitar una docena de interruptores endocrinos comunes, incluyendo retardantes de fuego y arsénico (resumidos al final del capítulo 3).

Productos químicos en lubricantes comerciales

La investigación ha revelado recientemente otro grupo de productos químicos que pueden interferir con la fertilidad: los que se encuentran en los lubricantes. Los estudios demuestran que la mayoría de las marcas de lubricantes disminuyen significativamente la motilidad del esperma y aumentan la fragmentación del ADN. Los autores de uno de estos estudios, publicado en 2014, señalaron que «los lubricantes comerciales para el coito han sido percibidos erróneamente para mantener la fertilidad». La única marca que no muestra efectos deletéreos y puede ser considerada "espermática" es Pre-seed, un producto diseñado específicamente para parejas que tratan de concebir. El aceite de bebé y el aceite de canola también parecen dejar el esperma ileso.

Reducir el alcohol

No hay duda de que la ingesta abundante de alcohol se asocia con mala calidad del esperma, pero la evidencia es mucho menos uniforme cuando se trata del impacto del consumo moderado de alcohol. Aunque muchos estudios no han demostrado ningún efecto, algunos estudios han informado de un vínculo entre el consumo moderado de alcohol de los hombres y la reducción de la fertilidad, especialmente en el contexto de la FIV.

Un estudio realizado por investigadores de la Universidad de California evaluó si el consumo de alcohol durante el programa de fertilización in vitro afectó el resultado reproductivo. Los investigadores descubrieron que el riesgo de no lograr un nacimiento vivo aumentó en más del doble en los hombres que tomaron una bebida adicional por día. En este estudio, el efecto sobre la tasa de nacidos vivos parece deberse en gran parte a un aumento de la tasa de aborto involuntario para las parejas en las que los hombres bebieron alcohol en el mes previo al ciclo de FIV.

Un estudio más reciente en hombres que asistían a una clínica de fertilidad en Brasil encontró que el consumo de alcohol disminuyó el recuento de espermatozoides, la motilidad del esperma y la tasa de fertilización. El consumo de alcohol es conocido por aumentar el estrés oxidativo en todo el cuerpo, proporcionando una explicación de cómo el alcohol puede afectar negativamente el esperma.

Aunque una sola copa de vino ocasional puede tener poco efecto, más allá de esta cantidad puede valer la pena el ejercicio de la precaución, sobre todo si se enfrenta a una batalla cuesta arriba tratando de concebir.

Mantenga los teléfonos celulares a distancia

Aunque comúnmente descartado como mito, la investigación científica realmente muestra que guardar el teléfono celular en el bolsillo podría afectar negativamente la calidad del esperma. Los investigadores de la Clínica Cleveland encontraron que el uso de teléfonos celulares disminuye el recuento, la motilidad, la viabilidad y la morfología de los espermatozoides, con un mayor impacto causado por una mayor duración de la exposición diaria. Los mismos investigadores también encontraron que, cuando las muestras de esperma eran expuestas a la radiación de un teléfono celular durante una hora, había una disminución significativa en la motilidad y la viabilidad de los espermatozoides, y un aumento en los signos de oxidación.

Se cree que las ondas electromagnéticas de radiofrecuencia emitidas por los teléfonos celulares dañan los espermatozoides a través de una combinación de calor generado por las ondas electromagnéticas y otros efectos que probablemente incluyen el estrés oxidativo. Todos estos efectos dependen de que el teléfono celular esté en una proximidad física muy cercana, por lo que puede disminuir su exposición no guardando el teléfono celular en su bolsillo siempre que sea posible.

Mantenga la calma

Los investigadores han sabido por más de 40 años que las temperaturas elevadas deterioran calidad del esperma. El impacto del calor en la calidad del esperma es fácilmente evidente por el efecto de una fiebre, que causa una caída en el recuento y la motilidad de los espermatozoides. Cuanto más larga sea la fiebre, peor será el impacto en la calidad del esperma.

Otros factores también aumentan la temperatura: sentarse todo el día, tomar baños o duchas calientes y usar ropa interior ajustada. En un estudio de 6 meses, los investigadores observaron una disminución del 50% en los parámetros espermáticos de los hombres que usaban ropa interior ajustada. Los parámetros espermáticos mejoraron después de que los sujetos cambiaran a ropa interior suelta.

Muchas clínicas de fertilidad aconsejan a los hombres que eviten baños calientes y duchas en la semana previa a la recolección de muestras de esperma, pero sabemos que hay otras maneras de evitar el sobrecalentamiento, como tomarse descansos regulares y usar ropa interior suelta. También sabemos que una semana podría ser demasiado corta. El proceso completo de producción de esperma tarda más de dos meses, y es probable que las primeras etapas de la producción de esperma sean muy vulnerables al calor. Cuanto más tiempo pueda mantener las cosas frescas, mejor.

Plan de acción para la calidad del esperma

- Tome un multivitamínico diariamente, idealmente varios meses antes de intentar concebir, y considere también la conveniencia de tomar un suplemento de CoQ10.

- Aumente aún más sus niveles de vitaminas y antioxidantes con una dieta rica en frutas y verduras de colores brillantes.

- Tome medidas para reducir su exposición a las toxinas conocidas por dañar los espermatozoides: ftalatos, BPA, plomo y productos químicos contenidos en los lubricantes comerciales.

- Reduzca el consumo de alcohol, especialmente en el período previo a la FIV.

- Mantenga su teléfono celular fuera de su bolsillo siempre que pueda.

- Permanezca tranquilo en lo que importa.

CAPÍTULO 13

Ponerlo todo junto: su plan de acción completo

Plan básico

S I ESTÁ EMPEZANDO a pensar en quedar embarazada y no tiene ninguna razón para esperar ninguna dificultad o ha estado luchando con la infertilidad durante varios años, todas las mujeres que están intentando concebir pueden beneficiarse de los pasos básicos que se han demostrado útiles para mejorar la calidad de los óvulos y la fertilidad. Para aumentar su probabilidad de concebir y reducir el riesgo de aborto espontáneo:

- Comience a tomar un multivitamínico prenatal diariamente lo antes posible, idealmente al menos tres meses antes de intentar concebir. Hacerlo no solo puede prevenir defectos de nacimiento graves, también protege sus óvulos y, por tanto, puede ayudarle a concebir antes. Una marca que incluya 800 mcg de ácido fólico en lugar de 400 mcg puede ofrecer beneficios adicionales. Si tiene el estómago sensible, pruebe varias marcas hasta que encuentre uno que funcione y tome el suplemento antes de acostarse.

- Considere la opción de agregar un suplemento diario de CoQ10 para mejorar la producción de energía en el interior de los óvulos en desarrollo y, posiblemente, prevenir errores cromosómicos. La forma más eficaz de CoQ10 es el ubiquinol, y la dosis básica es de 100 mg, preferiblemente tomada por la mañana con alimentos.

- Disminuya su exposición a la toxina BPA que interrumpe las hormonas reduciendo los alimentos enlatados, reemplazando los contenedores plásticos de almacenamiento de alimentos por vidrio y manejando recibos de papel lo menos posible.

- Minimice la exposición a los ftalatos evitando el esmalte de uñas y el perfume, y cambiando a productos de cuidado de la piel, cuidado del cabello, lavandería y productos de limpieza sin fragancia ni ftalatos.

- Reduzca aún más la exposición al ftalato deshaciéndose de los productos de plástico blandos y flexibles hechos de vinilo o PVC. Sustituya estos artículos por alternativas más seguras hechas de tela en lugar de plástico, o específicamente etiquetadas como "sin ftalatos" o "sin PVC".

• Reduzca el azúcar y los carbohidratos refinados en su dieta y cambie a una dieta mediterránea basada en frutas, verduras, cereales mínimamente procesados, aceite de oliva, frutos secos y proteína magra.

Plan intermedio: dificultad para concebir

Si tiene problemas para quedar embarazada pero aún no ha sido diagnosticada con algún problema específico de fertilidad, hay algunos pasos adicionales que pueden ayudarle a concebir. Además de seguir los consejos indicados anteriormente para el plan básico:

• Pídale a su médico que le haga una prueba de deficiencia de vitamina D, enfermedad celíaca y tiroides hipoactiva. Estas tres afecciones a menudo contribuyen a la infertilidad inexplicable y frecuentemente son pasados por alto por especialistas en fertilidad. También son fáciles de tratar.

• Considere la posibilidad de tomar una dosis más alta de CoQ10 (ubiquinol), como 200 mg, y tomar uno o más antioxidantes adicionales como la vitamina E (200 UI), la vitamina C (500 mg) o el ácido alfa-lipoico (en forma de R-alfa-lipoico, de 100 mg a 600 mg por día con el estómago vacío). Los estudios han demostrado que las mujeres con infertilidad inexplicada a menudo han visto comprometidas las defensas antioxidantes de sus folículos ováricos y los suplementos antioxidantes pueden reducir el tiempo que los lleva a concebir.

Plan intermedio: síndrome del ovario poliquístico u ovulación irregular

El SOP es una de las causas más comunes de infertilidad. Los síntomas incluyen aumento de peso, acné, vello facial y ciclos menstruales irregulares o ciclos de más de 35 días. El SOP causa infertilidad al alterar la ovulación normal y reducir la calidad de los óvulos. Además de los pasos mencionados anteriormente para el plan básico, para mejorar la calidad de los óvulos y reequilibrar las hormonas:

- Considere la opción de tomar un suplemento de mio-inositol durante dos o tres meses antes de intentar concebir. La dosis típica recomendada es de 4 g por día, dividida en dos dosis: la mitad en la mañana y la mitad en la noche.

- Sea especialmente vigilante para minimizar su exposición al BPA. Los estudios han encontrado que los niveles de BPA son a menudo significativamente más altos en las mujeres con SOP, y el BPA parece contribuir a los desequilibrios hormonales que son característicos del SOP.

- Evite picos en los niveles de azúcar en la sangre y la insulina, limitando estrictamente el azúcar y los carbohidratos refinados en su dieta. La insulina aumenta los niveles de testosterona, la cual a menudo contribuye de forma importante a la infertilidad en el SOP.

- Considere también tomar un suplemento de ácido alfa-lipoico para controlar el estrés oxidativo que contribuye a la mala calidad del óvulo en SOP. La dosis demostrada para mejorar la fertilidad en mujeres con SOP es de 600 mg, dos veces al día.

Plan avanzado: aborto recurrente

Aunque hay varias causas médicas de aborto recurrente, incluyendo la coagulación de la sangre y trastornos inmunológicos, casi la mitad de todos los abortos tempranos son causados por errores cromosómicos en el óvulo. Al mejorar la calidad de su óvulo, puede reducir la probabilidad de que ocurran errores cromosómicos y, por lo tanto, reducir su riesgo de aborto involuntario. Además de los pasos enumerados anteriormente para el plan básico:

- Tome un suplemento diario de CoQ10 (ubiquinol) de hasta 300 mg para mejorar la producción de energía en el desarrollo de óvulos y estimular el procesamiento correcto de los cromosomas. Es posible que también desee considerar la opción de tomar uno o más antioxidantes adicionales como vitamina E (200 UI), vitamina C (500 mg) o ácido alfa-lipoico (en forma de ácido R-alfa-lipoico, de 100 mg a 600 mg por día con el estómago vacío).

- Considere la posibilidad de tomar un suplemento de mio-inositol si tiene resistencia a la insulina, ovulación irregular u otros síntomas del síndrome de ovario poliquístico (4 g al día, dividido en 2 dosis). La resistencia a la insulina es mucho más común en las mujeres con un historial de abortos espontáneos múltiples, y el mio-inositol puede abordar este problema.

- Pregúntele a su médico si necesita una dosis más alta de ácido fólico, como 4000 mcg por día.

- Pídale a su médico que le haga una prueba de hipotiroidismo, una causa importante de aborto recurrente. Si se le diagnostica hipotiroidismo, insista en un tratamiento adecuado antes de intentar concebir de nuevo. Los estudios han encontrado que, en las mujeres con enfermedad tiroidea autoinmune, el tratamiento con una hormona tiroidea adicional llamada levotiroxina reduce la tasa de aborto espontáneo en más del 50%.

- Pídale a su médico que le haga una prueba de enfermedad celíaca, lo que aumenta drásticamente el riesgo de aborto. Si usted tiene enfermedad celíaca, siga estrictamente una dieta libre de gluten para prevenir las reacciones inmunitarias y las deficiencias de vitaminas que aumentan las posibilidades de perder un embarazo.

- Para prevenir aún más los errores cromosómicos que causan muchos abortos espontáneos, plantéese tomar DHEA si está tratando de concebir mediante FIV con reserva ovárica disminuida.

- Asegúrese de que su pareja masculina también está tomando un multivitamínico diario y toma una dieta rica en antioxidantes, sobre todo si tiene más de 40 años. También pídale a su pareja que limite estrictamente su consumo de alcohol.

Plan avanzado: tratar de concebir mediante FIV con disminución de la reserva ovárica.

Si le han diagnosticado una disminución de la reserva ovárica o infertilidad relacionada con la edad, tiene más que ganar con un plan agresivo para mejorar la calidad del óvulo. Además de los pasos enumerados anteriormente para el plan básico:

- Puede beneficiarse de una dosis más alta de CoQ10 (ubiquinol), como 300 mg. También es posible que desee tomar uno o más antioxidantes adicionales en forma de vitamina E (200 UI), vitamina C (500 mg) o ácido alfa-lipoico (como ácido R-alfa-lipoico, 100 mg a 600 mg por día en un estómago vacío) durante tres meses antes de su siguiente ciclo de FIV.

- Para aumentar el número de óvulos y evitar errores cromosómicos en los óvulos, considere también la posibilidad de tomar un suplemento de DHEA durante tres meses antes de su siguiente ciclo de FIV. La dosis típica es de 25 mg tres veces al día.

- Para aumentar aún más la calidad de los óvulos, considere la opción de tomar un suplemento de melatonina al inicio de su siguiente ciclo de FIV, cuando inicie los medicamentos inyectables. La dosis típica es un comprimido de 3 mg poco antes de acostarse. Si los efectos secundarios le molestan, tome una dosis más pequeña.

- Pídale a su médico que le haga una prueba de tiroides insuficiente, una causa común de disminución de la reserva ovárica en mujeres jóvenes.

- Limite con cuidado el azúcar y los carbohidratos refinados en su dieta y maximice las vitaminas y los antioxidantes.

- Asegúrese de que su pareja masculina también toma un multivitamínico diario y tiene una dieta rica en antioxidantes.

Nota del autor

LA CALIDAD DEL óvulo tiene implicaciones tan profundas para la fertilidad y el riesgo de aborto que todas las mujeres que están tratando de concebir merecen saber lo que pueden hacer para proteger su propia calidad de óvulo. Si encontró útil este libro, por favor, ayude a difundir el mensaje a otras mujeres que están luchando contra la infertilidad.

Mi esperanza es que la información proporcionada en este libro permita que otros superen los desafíos de la fertilidad causados por la baja calidad del óvulo y finalmente realicen su sueño de tener un bebé sano. En pocas palabras, espero que otros puedan ser tan afortunados como yo. Mi historia personal de éxito se describe en la contraportada de este libro: mi hermoso bebé a los diez días de edad.

Referencias

Las publicaciones científicas están disponibles en la base de datos del Instituto Nacional de Salud de Estados Unidos en la siguiente página: www.ncbi.nlm.nih.gov/pubmed. Los enlaces a la mayoría de las publicaciones científicas citadas en este libro se recopilan en https://www.ncbi.nlm.nih.gov/myncbi/browse/collection/43788462

Introducción

Ehrlich S, Williams PL, Missmer SA, Flaws JA, Ye X, Calafat AM, Petrozza JC, Wright D, Hauser R. Urinary bisphenol A concentrations and early reproductive health outcomes among women undergoing IVF. Hum Reprod. 2012; 27(12): 3583-92.

Macklon NS, Geraedts JP, Fauser BC. Conception to ongoing pregnancy: the 'black box' of early pregnancy loss. Hum Reprod Update. 2002; 8(4): 333-43.

Stagnaro-Green A. Thyroid antibodies and miscarriage: where are we at a generation later? J Thyroid Res. 2011; 2011: 841949.

Sugiura-Ogasawara M, Ozaki Y, Katano K, Suzumori N, Kitaori T, Mizutani E. Abnormal embryonic karyotype is the most frequent cause of recurrent miscarriage. Hum Reprod. 2012; 27(8): 2297-303.

Thangaratinam S, Tan A, Knox E, Kilby MD, Franklyn J, Coomarasamy A. Association between thyroid autoantibodies and miscarriage and preterm birth: meta-analysis of evidence. BMJ. 2011; 342: d2616.

Wright VC, Chang J, Jeng G, Macaluso M. Assisted reproductive technology surveillance-United States, 2003. MMWR Surveill Summ. 2006; 55(4): 1-22.

Capítulo 1: Entendiendo qué significa calidad del óvulo

Allen EG, Freeman SB, Druschel C, Hobbs CA, O'Leary LA, Romitti PA, Royle MH, Torfs CP, Sherman SL. Maternal age and risk for trisomy 21 assessed by the origin of chromosome nondisjunction: a report from the Atlanta and National Down Syndrome Projects. Hum Genet. 2009; 125(1): 41-52.

Bentov Y, Yavorska T, Esfandiari N, Jurisicova A, Casper RF. The contribution of mitochondrial function to reproductive aging. J Assist Reprod Genet. 2011; 28(9): 773-83.

Colorado Center for Reproductive Medicine http://www.colocrm. com/AboutCCRM/SuccessRates/2011statistics.aspx

Eichenlaub-Ritter U, Wieczorek M, Lüke S, Seidel T. Age related changes in mitochondrial function and new approaches to study redox regulation in mammalian oocytes in response to age or maturation conditions. Mitochondrion. 2011; 11(5): 783-96.

Fragouli E, Alfarawati S, Goodall NN, Sánchez-García JF, Colls P, Wells D. The cytogenetics of polar bodies: insights into female meiosis and the diagnosis of aneuploidy. Mol Hum Reprod. 2011; 17(5): 286-95.

Hassold T, Hall H, Hunt P. The origin of human aneuploidy: where we have been, where we are going. Hum Mol Genet. 2007; 16(Spec No. 2): R203–R208.

Hassold T, Hunt P. Maternal age and chromosomally abnormal pregnancies: what we know and what we wish we knew. Curr Opin Pediatr. 2009; 21(6): 703-8.

Katz-Jaffe MG, Surrey ES, Minjarez DA, Gustofson RL, Stevens JM, Schoolcraft WB. Association of abnormal ovarian reserve parameters with a higher incidence of aneuploid blastocysts. Obstet Gynecol. 2013; 121(1): 71-7.

Kim JW, Lee WS, Yoon TK, Seok HH, Cho JH, Kim YS, Lyu SW, Shim SH. Chromosomal abnormalities in spontaneous abortion after assisted reproductive treatment. BMC Med Genet. 2010; 11:153.

Kuliev A, Zlatopolsky Z, Kirillova I, Spivakova J, Cieslak Janzen J. Meiosis errors in over 20,000 oocytes studied in the practice of preimplantation aneuploidy testing. Reprod Biomed Online. 2011; 22(1): 2-8.

Kushnir VA, Frattarelli JL. Aneuploidy in abortuses following IVF and ICSI. J Assist Reprod Genet. 2009; 26(2-3): 93-7.

Macklon NS, Geraedts JP, Fauser BC. Conception to ongoing pregnancy: the 'black box' of early pregnancy loss. Hum Reprod Update. 2002; 8(4): 333-43.

Munné S, Held KR, Magli CM, Ata B, Wells D, Fragouli E, Baukloh V, Fischer R, Gianaroli L. Intra-age, intercenter, and intercycle differences in chromosome abnormalities in oocytes. Fertil Steril. 2012; 97(4): 935-42.

Nagaoka SI, Hassold TJ, Hunt PA. Human aneuploidy: mechanisms and new insights into an age-old problem. Nat Rev Genet. 2012; 13(7): 493-504.

Pellestor F, Andréo B, Anahory T, Hamamah S. The occurrence of aneuploidy in human: lessons from the cytogenetic studies of human oocytes. Eur J Med Genet. 2006; 49(2): 103-16.

Schoolcraft WB, Fragouli E, Stevens J, Munne S, Katz-Jaffe MG, Wells D. Clinical application of comprehensive chromosomal screening at the blastocyst stage. Fertil Steril. 2010; 94(5): 1700-6.

Sher G, Keskintepe L, Keskintepe M, Ginsburg M, Maassarani G, Yakut T, Baltaci V, Kotze D, Unsal E. Oocyte karyotyping by comparative genomic hybridization provides a highly reliable method for selecting "competent" embryos, markedly improving in vitro fertilization outcome: a multiphase study. Fertil Steril. 2007; 87(5): 1033-40.

Shigenaga MK, Hagen TM, Ames BN. Oxidative damage and mitochondrial decay in aging. Proc Natl Acad Sci USA. 1994; 91: 10771–8.

Sugiura-Ogasawara M, Ozaki Y, Katano K, Suzumori N, Kitaori T, Mizutani E. Abnormal embryonic karyotype is the most frequent cause of recurrent miscarriage. Hum Reprod. 2012; 27(8): 2297-303.

Van Blerkom J. Mitochondrial function in the human oocyte and embryo and their role in developmental competence. Mitochondrion. 2011; 11(5): 797-813.

van den Berg MM, van Maarle MC, van Wely M, Goddijn M. Genetics of early miscarriage. Biochim Biophys Acta. 2012; 1822(12): 1951-9.

Yang Z, Liu J, Collins GS, Salem SA, Liu X, Lyle SS, Peck AC, Sills ES, Salem RD. Selection of single blastocysts for fresh transfer via standard morphology assessment alone and with array CGH for good prognosis IVF patients: results from a randomized pilot study. Mol Cytogenet. 2012; 5(1): 24.

Capítulo 2: Los peligros del Bisfenol A (BPA)

Bae B, Jeong JH, Lee SJ. The quantification and characterization of endocrine disruptor bisphenol-A leaching from epoxy resin. Water Sci Technol. 2002; 46(11-12): 381-7.

Berger RG, Foster WG, deCatanzaro D. Bisphenol-A exposure during the period of blastocyst implantation alters uterine morphology and perturbs measures of estrogen and progesterone receptor expression in mice. Reprod Toxicol. 2010; 30(3): 393-400.

Braun JM, Kalkbrenner AE, Calafat AM, Yolton K, Ye X, Dietrich KN, Lanphear BP. Impact of early-life bisphenol A exposure on behavior and executive function in children. Pediatrics. 2011; 128(5): 873-882.

Braun JM, Yolton K, Dietrich KN, Hornung R, Ye X, Calafat AM, Lanphear BP. Prenatal bisphenol A exposure and early childhood behavior. Environ Health Perspect. 2009; 117(12): 1945-52.

Brede C, Fjeldal P, Skjevrak I, Herikstad H. Increased migration levels of bisphenol A from polycarbonate baby bottles after dishwashing, boiling and brushing. Food Addit Contam. 2003; 20(7): 684-9.

Brieño-Enríquez MA, Robles P, Camats-Tarruella N, García-Cruz R, Roig I, Cabero L, Martínez F, Caldés MG. Human meiotic progression and recombination are affected by Bisphenol A exposure during in vitro human oocyte development. Hum Reprod. 2011; 26(10): 2807-18.

Brotons JA, Olea-Serrano MF, Villalobos M, Pedraza V, Olea N. Xenoestrogens released from lacquer coatings in food cans. Health Prespect. 1995; 103(6): 608-612.

Cabaton NJ, Wadia PR, Rubin BS, Zalko D, Schaeberle CM, Askenase MH, Gadbois JL, Tharp AP, Whitt GS, Sonnenschein C, Soto AM. Perinatal exposure to environmentally relevant levels of bisphenol A decreases fertility and fecundity in CD-1 mice. Environ Health Perspect 2011; 119(4): 547-52.

Calafat AM, Ye X, Wong LY, Reidy JA, Needham LL. Exposure of the U.S. population to bisphenol A and 4-tertiary-octylphenol: 2003-2004. Environ Health Perspect. 2008; 116(1): 39-44.

Can A, Semiz O, Cinar O. Bisphenol-A induces cell cycle delay and alters centrosome and spindle microtubular organization in oocytes during meiosis. Mol Hum Reprod. 2005; 11(6): 389-96.

Dr. Patricia Hunt, personal communication. 2/6/2014.

Ehrlich S, Williams PL, Missmer SA, Flaws JA, Berry KF, Calafat AM, Ye X, Petrozza JC, Wright D, Hauser R. Urinary bisphenol A concentrations and implantation failure among women undergoing in vitro fertilization. Environ Health Perspect. 2012; 120(7): 978-83.

Ehrlich S, Williams PL, Missmer SA, Flaws JA, Ye X, Calafat AM, Petrozza JC, Wright D, Hauser R. Urinary bisphenol A concentrations and early reproductive health outcomes among women undergoing IVF. Hum Reprod. 2012; 27(12): 3583-92.

Fujimoto VY, Kim D, vom Saal FS, Lamb JD, Taylor JA, Bloom MS. Serum unconjugated bisphenol A concentrations in women may adversely influence oocyte quality during in vitro fertilization. Fertil Steril. 2011; 95(5): 1816-9.

Geens T, Goeyens L, Covaci A. Are potential sources for human exposure to bisphenol-A overlooked? Int J Hyg Environ Health. 2011; 214(5): 339-47.

Grasselli F, Baratta L, Baioni L, Bussolati S, Ramoni R, Grolli S, Basini G. Bisphenol A disrupts granulosa cell function. Domest Anim Endocrinol. 2010; 39(1): 34-9.

Howdeshell KL, Peterman PH, Judy BM, Taylor JA, Orazio CE, Ruhlen RL, Vom Saal FS, Welshons WV. Bisphenol A is released from used polycarbonate animal cages into water at room temperature. Environ Health Perspect. 2003; 111(9): 1180-7.

Hugo ER, Brandebourg TD, Woo JG, Loftus J, Alexander JW, Ben-Jonathan N. Bisphenol A at environmentally relevant doses inhibits adiponectin release from human adipose tissue explants and adipocytes. Environ Health Perspect. 2008; 116(12): 1642-7.

Hunt PA, Koehler KE, Susiarjo M, Hodges CA, Ilagan A, Voigt RC, Thomas S, Thomas BF, Hassold TJ. Bisphenol A exposure causes meiotic aneuploidy in the female mouse. Curr Biol. 2003; 13(7): 546-53.

Jang YJ, Park HR, Kim TH, Yang WJ, Lee JJ, Choi SY, Oh SB, Lee E, Park JH, Kim HP, Kim HS, Lee J. High dose bisphenol A impairs hippocampal neurogenesis in female mice across generations. Toxicology. 2012; 296(1-3): 73-82.

Kandaraki E, Chatzigeorgiou A, Livadas S, Palioura E, Economou F, Koutsilieris M, Palimeri S, Panidis D, Diamanti-Kandarakis E. Endocrine disruptors and polycystic ovary syndrome (PCOS): elevated serum levels of bisphenol A in women with PCOS. J Clin Endocrinol Metab. 2011; 96(3): E480-4.

Kang JH, Kondo F. Bisphenol A migration from cans containing coffee and caffeine. Food Addit Contam. 2002; 19(9): 886-90.

Kitamura S, Suzuki T, Sanoh S, Kohta R, Jinno N, Sugihara K, Yoshihara S, Fujimoto N, Watanabe H, Ohta S. Comparative study of the endocrine-disrupting activity of bisphenol A and 19 related compounds. Toxicol Sci. 2005; 84(2): 249-59.

Kuiper GG, Lemmen JG, Carlsson B, Corton JC, Safe SH, van der Saag PT, van der Burg B, Gustafsson JA. Interaction of estrogenic chemicals and phytoestrogens with estrogen receptor beta. Endocrinology. 1998; 139(10): 4252-63.

Lakind JS, Naiman DQ. Daily intake of bisphenol A and potential sources of exposure: 2005-2006 National Health and Nutrition Examination Survey. J Expo Sci Environ Epidemiol. 2011; 21(3): 272-9.

Lamb JD, Bloom MS, Vom Saal FS, Taylor JA, Sandler JR, Fujimoto VY. Serum Bisphenol A (BPA) and reproductive outcomes in couples undergoing IVF. Fertil Steril. 2008; 90: S186.

Lang IA, Galloway TS, Scarlett A, Henley WE, Depledge M, Wallace RB, Melzer D. Association of urinary bisphenol A concentration with medical disorders and laboratory abnormalities in adults. JAMA. 2008; 300(11): 1303-10.

Lathi RB, Liebert CA, Brookfeild K, Fujimoto VY, Vomsaal FS, Baker VL. Maternal Serum Bisphenol-A (BPA) Level Is Positively

Associated with Miscarriage Risk, O-61, 69th Annual Meeting of the American Society for Reproductive Medicine, October 14, 2013.

Lee SG, Kim JY, Chung JY, Kim YJ, Park JE, Oh S, Yoon YD, Yoo KS, Yoo YH, Kim JM. Bisphenol A exposure during adulthood causes augmentation of follicular atresia and luteal regression by decreasing 17β-estradiol synthesis via downregulation of aromatase in rat ovary. Environ Health Perspect. 2013; 121(6): 663-9.

Lee SG, Kim JY, Chung JY, Kim YJ, Park JE, Oh S, Yoon YD, Yoo KS, Yoo YH, Kim JM. Bisphenol A exposure during adulthood causes augmentation of follicular atresia and luteal regression by decreasing 17β-estradiol synthesis via downregulation of aromatase in rat ovary. Environ Health Perspect. 2013; 121(6): 663-9.

Lenie S, Cortvrindt R, Eichenlaub-Ritter U, Smitz J. Continuous exposure to bisphenol A during in vitro follicular development induces meiotic abnormalities. Mutat Res. 2008; 651(1-2): 71-81.

Masuno H, Kidani T, Sekiya K, Sakayama K, Shiosaka T, Yamamoto H, Honda K. Bisphenol A in combination with insulin can accelerate the conversion of 3T3-L1 fibroblasts to adipocytes. J Lipid Res. 2002; 43(5): 676-84.

Meeker JD, Calafat AM, Hauser R. Urinary bisphenol A concentrations in relation to serum thyroid and reproductive hormone levels in men from an infertility clinic. Environ Sci Technol. 2010; 44: 1458–1463.

Melzer D, Rice NE, Lewis C, Henley WE, Galloway TS. Association of urinary bisphenol a concentration with heart disease: evidence from NHANES 2003/06. PLoS One. 2010; 5(1): e8673.

Mok-Lin E, Ehrlich S, Williams PL, Petrozza J, Wright DL, Calafat AM, Ye X, Hauser R. Urinary bisphenol A concentrations and ovarian response among women undergoing IVF. Int J Androl. 2010; 33(2): 385-93.

Moriyama K, Tagami T, Akamizu T, Usui T, Saijo M, Kanamoto N, Hataya Y, Shimatsu A, Kuzuya H, Nakao K. Thyroid hormone action is disrupted by bisphenol A as an antagonist. J Clin Endocrinol Metab. 2002; 87: 5185–5190.

Peretz J, Gupta RK, Singh J, Hernández-Ochoa I, Flaws JA. Bisphenol A impairs follicle growth, inhibits steroidogenesis, and downregulates rate-limiting enzymes in the estradiol biosynthesis pathway. Toxicol Sci. 2011; 119(1): 209-17.

Rajani S, Chattopadhyay R, Goswami SK, Ghosh S, Sharma S, Chakravarty B. Assessment of oocyte quality in polycystic ovarian syndrome and endometriosis by spindle imaging and reactive oxygen species levels in follicular fluid and its relationship with IVF-ET outcome. J Hum Reprod Sci. 2012; 5(2): 187-93.

Ropero AB, Alonso-Magdalena P, García-García E, Ripoll C, Fuentes E, Nadal A. Bisphenol-A disruption of the endocrine pancreas and blood glucose homeostasis. Int J Androl. 2008; 31(2): 194-200.

Ropero AB, Alonso-Magdalena P, García-García E, Ripoll C, Fuentes E, Nadal A. Bisphenol-A disruption of the endocrine pancreas and blood glucose homeostasis. Int J Androl. 2008; 31(2): 194-200.

Rudel RA, Gray JM, Engel CL, Rawsthorne TW, Dodson RE, Ackerman JM, Rizzo J, Nudelman JL, Brody JG. Food packaging and bisphenol A and bis(2-ethyhexyl) phthalate exposure: findings from a dietary intervention. Environ Health Perspect. 2011; 119(7): 914-20.

Schönfelder G, Wittfoht W, Hopp H, Talsness CE, Paul M, Chahoud I. Parent bisphenol A accumulation in the human maternal-fetal-placental unit. Environ Health Perspect. 2002; 110(11): A703-7.

Shankar A, Teppala S. Relationship between urinary bisphenol A levels and diabetes mellitus. J Clin Endocrinol Metab. 2011; 96(12): 3822-6.

Silver MK, O'Neill MS, Sowers MR, Park SK. Urinary bisphenol A and type-2 diabetes in U.S. adults: data from NHANES 2003-2008. PLoS One. 2011; 6(10): e26868.

Somm E, Schwitzgebel VM, Toulotte A, Cederroth CR, Combescure C, Nef S, Aubert ML, Hüppi PS. Perinatal exposure to bisphenol A alters early adipogenesis in the rat. EnviroN Health Perspect. 2009; 117(10): 1549-1555.

Soriano S, Alonso-Magdalena P, García-Arévalo M, Novials A, Muhammed SJ, Salehi A, Gustafsson JA, Quesada I, Nadal A. Rapid insulinotropic action of low doses of bisphenol-A on mouse and human islets of Langerhans: role of estrogen receptor β. PLoS One. 2012; 7(2): e31109.

Soriano S, Alonso-Magdalena P, García-Arévalo M, Novials A, Muhammed SJ, Salehi A, Gustafsson JA, Quesada I, Nadal A. Rapid insulinotropic action of low doses of bisphenol-A on mouse and human islets of Langerhans: role of estrogen receptor β. PLoS One. 2012; 7(2): e31109.

Stahlhut RW, Welshons WV, Swan SH. Bisphenol A data in NHANES suggest longer than expected half-life, substantial nonfood exposure, or both. Environ Health Perspect. 2009; 117(5): 784-9.

Sugiura-Ogasawara M, Ozaki Y, Sonta S, Makino T, Suzumori K. Exposure to bisphenol A is associated with recurrent miscarriage. Hum Reprod. 2005; 20(8): 2325-9.

Takahashi O, Oishi S. Disposition of orally administered 2,2-Bis(4-hydroxyphenyl) propane (Bisphenol A) in pregnant rats and the placental transfer to fetuses. Environ Health Perspect. 2000; 108(10): 931-5.

Takeuchi T, Tsutsumi O, Ikezuki Y, Takai Y, Taketani Y. Positive relationship between androgen and the endocrine disruptor, bisphenol A, in normal women and women with ovarian dysfunction. Endocr J. 2004; 51(2): 165-9.

Tharp AP, Maffini MV, Hunt PA, VandeVoort CA, Sonnenschein C, Soto AM. Bisphenol A alters the development of the rhesus monkey mammary gland. PNAS. 2012; 109(21): 8190-8195.

Tian YH, Baek JH, Lee SY, Jang CG. Prenatal and postnatal exposure to bisphenol A induces anxiolytic behaviors and cognitive deficits in mice. Synapse. 2012; 64(6): 432-439.

Vandenberg LN, Chahoud I, Heindel JJ, Padmanabhan V, Paumgartten FJ, Schoenfelder G. Urinary, circulating, and tissue biomonitoring studies indicate widespread exposure to bisphenol A. Environ Health Perspect. 2010; 118(8): 1055-70.

vom Saa FS, Hughes C. An extensive new literature concerning low-dose effects of bisphenol A shows the need for a new risk assessment. Environ Health Perspect. 2005; 113(8): 926-33.

vom Saal FS, Akingbemi BT, Belcher SM, Birnbaum LS, Crain DA, Eriksen M, Farabollini F, Guillette LJ Jr, Hauser R, Heindel JJ, Ho SM, Hunt PA, Iguchi T, Jobling S, Kanno J, Keri RA, Knudsen KE, Laufer H, LeBlanc GA, Marcus M, McLachlan JA, Myers JP, Nadal A, Newbold RR, Olea N, Prins GS, Richter CA, Rubin BS, Sonnenschein C, Soto AM, Talsness CE, Vandenbergh JG, Vandenberg LN, Walser-Kuntz DR, Watson CS, Welshons WV, Wetherill Y, Zoeller RT. Chapel Hill bisphenol A expert panel consensus statement: integration of mechanisms, effects in animals and potential to impact human health at current levels of exposure. Reprod Toxicol. 2007; 24(2): 131-8.

vom Saal FS, Akingbemi BT, Belcher SM, Crain DA, Crews D, Guidice LC, Hunt PA, Leranth C, Myers JP, Nadal A, Olea N, Padmanabhan V, Rosenfeld CS, Schneyer A, Schoenfelder G, Sonnenschein C, Soto AM, Stanhult RW, Swan SH, Vandenberg LN, Wang HS, Watson CS, Welshons WV, Zoeller RT. Flawed experimental design reveals the need for guidelines requiring appropriate positive controls in endocrine disruption research. Toxicol Sci. 2010; 115(2): 612-613.

vom Saal FS, Nagel SC, Timms BG, Welshons WV. Implications for human health of the extensive bisphenol A literature showing adverse effects at low doses: a response to attempts to mislead the public. Toxicology. 2005; 212(2-3): 244-52.

vom Saal FS, Prins GS, Welshons WV. Report of very low real-world exposure to bisphenol A is unwarranted based on a lack of data and flawed assumptions. Toxicol Sci. 2012; 125(1): 318-320.

vom Saal FS, Welshons WV. Large effects from small exposures. II. The importance of positive controls in low-dose research on bisphenol A. Environ Res. 2006; 100(1): 50-76.

Wang Q, Moley KH. Maternal diabetes and oocyte quality. Mitochondrion. 2010; 10(5): 403-10.

Welshons WV, Nagel SC, vom Saal FS. Large effects from small exposures. III. Endocrine mechanisms mediating effects of bisphenol A at levels of human exposure. Endocrinology. 2006; 147(6 Suppl): S56-69.

Wozniak AL, Bulayeva NN, Watson CS. Xenoestrogens at picomolar to nanomolar concentrations trigger membrane estrogen receptor-alpha-mediated Ca2+ fluxes and prolactin release in GH3/B6 pituitary tumor cells. Environ Health Perspect. 2005; 113(4): 431-9.

Xiao S, Diao H, Smith MA, Song X, Ye X. Preimplantation exposure to bisphenol A (BPA) affects embryo transport, preimplantation embryo development, and uterine receptivity in mice. Reprod Toxicol. 2011; 32(4): 434-41.

Xu J, Osuga Y, Yano T, Morita Y, Tang X, Fujiwara T, Takai Y, Matsumi H, Koga K, Taketani Y, Tsutsumi O. Bisphenol A induces apoptosis and G2-to-M arrest of ovarian granulosa cells. Biochem Biophys Res Commun. 2002; 292(2): 456-62.

Yang CZ, Yaniger SI, Jordan VC, Klein DJ, Bittner GD. Most plastic products release estrogenic chemicals: a potential health problem that can be solved. Environ Health Perspect. 2011; 119: 989–96.

Zhou W, Liu J, Liao L, Han S, Liu J. Effect of bisphenol A on steroid hormone production in rat ovarian theca-interstitial and granulosa cells. Mol Cell Endocrinol. 2008; 283(1-2): 12-8.

Capítulo 3: Ftalatos

Agarwal A, Aponte-Mellado A, Premkumar BJ, Shaman A, Gupta S. The effects of oxidative stress on female reproduction: a review. Reprod Biol Endocrinol. 2012; 10:49.

Agarwal A, Gupta S, Sekhon L, Shah R. Redox considerations in female reproductive function and assisted reproduction: from molecular mechanisms to health implications. Antioxid Redox Signal. 2008; 10(8): 1375-403.

Akingbemi BT, Ge R, Klinefelter GR, Zirkin BR, Hardy MP. Phthalate-induced Leydig cell hyperplasia is associated with multiple endocrine disturbances. Proc Natl Acad Sci USA. 2004; 101(3): 775-80.

Al-Gubory KH, Fowler PA, Garrel C. The roles of cellular reactive oxygen species, oxidative stress and antioxidants in pregnancy outcomes. Int J Biochem Cell Biol. 2010; 42: 1634–1650.

Ambruosi B, Uranio MF, Sardanelli AM, Pocar P, Martino NA, Paternoster MS, Amati F, Dell'Aquila ME. In vitro acute exposure to DEHP affects oocyte meiotic maturation, energy and oxidative stress parameters in a large animal model. PLoS One. 2011; 6(11): e27452.

Anas MK, Suzuki C, Yoshioka K, Iwamura S. Effect of mono-(2-ethylhexyl) phthalate on bovine oocyte maturation in vitro. Reprod Toxicol. 2003; 17(3): 305-10.

Berman T, Hochner-Celnikier D, Calafat AM, Needham LL, Amitai Y, Wormser U, Richter E. Phthalate exposure among pregnant women in Jerusalem, Israel: results of a pilot study. Environ Int. 2009; 35(2): 353-7.

Boas M, Frederiksen H, Feldt-Rasmussen UF, Skakkebaek NE, Hegedus L, Hilsted, L, Juul A, Main KM. Childhood exposure to phthalates: association with thyroid function, insulin-like growth factor I, and growth. Environ Health Perspect. 2010; 118(10): 1458–1464.

Borch J, Ladefoged O, Hass U, Vinggaard AM. Steroidogenesis in fetal male rats is reduced by DEHP and DINP, but endocrine effects of DEHP are not modulated by DEHA in fetal, prepubertal and adult male rats. Reprod Toxicol. 2004; 18(1): 53-61.

Bornehag CG, Sundell J, Weschler CJ, Sigsgaard T, Lundgren B, Hasselgren M, Hagerhed-Engman L. The association between asthma and allergic symptoms in children and phthalates in house dust: a nested case–control study. Environ Health Perspect. 2004; 112(14): 1393–1397.

Botelho GG, Bufalo AC, Boareto AC, Muller JC, Morais RN, Martino-Andrade AJ, Lemos KR, Dalsenter PR. Vitamin C and resveratrol supplementation to rat dams treated with di (2-ethylhexyl) phthalate: impact on reproductive and oxidative stress end points in male offspring. Arch Environ Contam Toxicol. 2009; 57: 785–793.

Buck Louis GM, Peterson CM, Chen Z, Croughan M, Sundaram R, Stanford J, Varner MW, Kennedy A, Giudice L, Fujimoto VY, Sun L, Wang L, Guo Y, Kannan K. Bisphenol A and phthalates and endometriosis: the Endometriosis: Natural History, Diagnosis and Outcomes Study. Fertil Steril. 2013; 100(1): 162-9.

Dalman A, Eimani H, Sepehri H, Ashtiani SK, Valojerdi MR, Eftekhari-Yazdi P, Shahverdi A. Effect of mono-(2-ethylhexyl) phthalate (MEHP) on resumption of meiosis, in vitro maturation and embryo development of immature mouse oocytes. Biofactors. 2008; 33(2): 149-55.

David Byrne, EU Commissioner for Consumer Protection and Health, November 10th, 1999. http://europa.eu/rapid/press-release_IP-99-829_en.htm?locale=en

Davis BJ, Maronpot RR, Heindel JJ. Di-(2-ethylhexyl) phthalate suppresses estradiol and ovulation in cycling rats. Toxicol Appl Pharmacol. 1994; 128(2): 216-23.

Directive 2005/84/EC of the European Parliament and of the Council of 14 December 2005. http://eur-lex.europa.eu/LexUriServ/LexUriServ.do?uri=OJ:L:2005:344:0040:0 043:en:PDF

Duty SM, Singh NP, Silva MJ, Barr DB, Brock JW, Ryan L, Herrick RF, Christiani DC, Hauser R. The relationship between environmental exposures to phthalates and DNA damage in human sperm using the neutral comet assay. Environ. Health Perspect. 2003; 111: 1164–1169.

Engel SM, Miodovnik A, Canfield RL, Zhu C, Silva MJ, Calafat AM, Wolff MS. Prenatal phthalate exposure is associated with childhood behavior and executive functioning. Environ Health Perspect. 2010; 118(4): 565-71.

Engel SM, Zhu C, Berkowitz GS, Calafat AM, Silva MJ, Miodovnik A, Wolff MS. Prenatal phthalate exposure and performance on the Neonatal Behavioral Assessment Scale in a multiethnic birth cohort. Neurotoxicology. 2009; 30(4): 522-8.

Erkekoglu P, Rachidi W, Yuzugullu OG, Giray B, Favier A, Ozturk M, Hincal F. Evaluation of cytotoxicity and oxidative DNA damaging effects of di(2-ethylhexyl)-phthalate (DEHP) and mono(2-ethylhexyl)-phthalate (MEHP) on MA-10 Leydig cells and protection by selenium. Toxicol Appl Pharmacol. 2010; 248: 52–62.

Farhoodi M, Emam-Djomeh Z, Ehsani MR, Oromiehie A. Effect of environmental conditions on the migration of di (2-ethylhexyl) phthalate from PET bottles into yogurt drinks: influence of time, temperature, and food simulant. Arabian J Sci Eng. 2008; 33(2): 279-287.

Ferguson KK, Loch-Caruso R, Meeker JD. Urinary phthalate metabolites in relation to biomarkers of inflammation and oxidative stress: NHANES 1999-2006.Environ Res. 2011; 111(5): 718-26.

Foster PM. Disruption of reproductive development in male rat offspring following in utero exposure to phthalate esters. Int J Androl. 2006; 29(1): 140–147.

Göen T, Dobler L, Koschorreck J, Müller J, Wiesmüller GA, Drexler H, Kolossa-Gehring M. Trends of the internal phthalate exposure of young adults in Germany-follow-up of a retrospective human biomonitoring study. Int J Hyg Environ Health. 2011; 215(1): 36-45.

Grossman D, Kalo D, Gendelman M, Roth Z. Effect of di-(2-ethylhexyl) phthalate and mono-(2-ethylhexyl) phthalate on in vitro developmental competence of bovine oocytes. Cell Biol Toxicol. 2012; 28(6): 383-96.

Gupta RK, Singh JM, Leslie TC, Meachum S, Flaws JA, Yao HH. Di-(2-ethylhexyl) phthalate and mono-(2-ethylhexyl) phthalate inhibit growth and reduce estradiol levels of antral follicles in vitro. Toxicol Appl Pharmacol. 2010; 242(2): 224-30.

Hauser R, Calafat AM. Phthalates and human health. Occup Environ Med. 2005; 62(11): 806-18.

Hauser R, Gaskins AJ, Souter I, Smith KW, Dodge LE, Ehrlich S, Meeker JD, Calafat AM, Williams PL, EARTH Study Team. Urinary phthalate metabolite concentrations and reproductive outcomes among women undergoing in vitro fertilization: results from the EARTH study. Environ Health Perspect. 2016; 124(6): 831-9.

Hong YC, Park EY, Park MS, Ko JA, Oh SY, Kim H, Lee KH, Leem JH, Ha EH. Community level exposure to chemicals and oxidative stress in adult population. Toxicol. Lett. 2009; 184(2): 139–144.

Howdeshell KL, Wilson VS, Furr J, Lambright CR, Rider CV, Blystone CR, Hotchkiss AK, Gray LE Jr. A mixture of five phthalate esters inhibits fetal testicular testosterone production in the sprague-dawley rat in a cumulative, dose-additive manner. Toxicol Sci. 2008; 105(1): 153-65.

Huang PC, Kuo PL, Guo YL, Liao PC, Lee CC. Associations between urinary phthalate monoesters and thyroid hormones in pregnant women. Hum Reprod. 2007; 22(10): 2715–2722.

Huang XF, Li Y, Gu YH, Liu M, Xu Y, Yuan Y, Sun F, Zhang HQ, Shi HJ. The effects of Di-(2-ethylhexyl)-phthalate exposure on fertilization and embryonic development in vitro and testicular genomic mutation in vivo. PLoS One. 2012; 7(11): e50465.

Interview with EurActiv, 05/09/2012. http://www.euractiv.com/sustainability/us-scientist-routes-exposure-end-interview-512402

Janjua NR, Mortensen GK, Andersson AM, Kongshoj B, Skakkebaek NE, Wulf HC. Systemic uptake of diethyl phthalate, dibutyl phthalate, and butyl paraben following whole-body topical application and reproductive and thyroid hormone levels in humans. Environ Sci Technol. 2007; 41(15): 5564-70.

John EM, Savitz DA, Shy CM. Spontaneous abortions among cosmetologists. Epidemiology. 1994; 5(2): 147–155.

Kim SH, Chun S, Jang JY, Chae HD, Kim CH, Kang BM. Increased plasma levels of phthalate esters in women with advanced-stage endometriosis: a prospective case-control study. Fertil Steril. 2011; 95(1): 357-9.

Kim Y, Ha EH, Kim EJ, Park H, Ha M, Kim JH, Hong YC, Chang N, Kim BN. Prenatal exposure to phthalates and infant development at 6 months: prospective Mothers and Children's Environmental Health (MOCEH) study. Environ Health Perspect. 2011; 119(10): 1495-500.

Klinefelter GR, Laskey JW, Winnik WM, Suarez JD, Roberts NL, Strader LF, Riffle BW, Veeramachaneni DN. Novel molecular targets associated with testicular dysgenesis induced by gestational exposure to diethylhexyl phthalate in the rat: a role for estradiol. Reproduction. 2012; 144(6): 747-61.

Kolarik B, Naydenov K, Larsson M, Bornehag CK, Sundell J. The association between phthalates in dust and allergic diseases among Bulgarian children. Environ Health Perspect. 2008; 116(1): 98–103.

Koniecki D, Wang R, Moody RP, Zhu J. Phthalates in cosmetic and personal care products: concentrations and possible dermal exposure. Environ Res. 2011; 111(3): 329-36.

Larsson M, Hägerhed-Engman L, Kolarik B, James P, Lundin F, Janson S, Sundell J, Bornehag CG. PVC - as flooring material - and its association with incident asthma in a Swedish child cohort study. Indoor Air. 2010; 20(6): 494-501.

Latini G, De Felice C, Presta G, Del Vecchio A, Paris I, Ruggieri F, Mazzeo P. In utero exposure to di-(2-ethylhexyl) phthalate and duration of human pregnancy. Environ. Health Perspect. 2003; 111(14): 1783-1785.

Latini G, Del Vecchio A, Massaro M, Verrotti A, De Felice C. In utero exposure to phthalates and fetal development. Curr Med Chem. 2006; 13: 2527–2534.

Lenie S, Smitz J. Steroidogenesis-disrupting compounds can be effectively studied for major fertility-related endpoints using in vitro cultured mouse follicles. Toxicol Lett. 2009; 185(3): 143-52.

Lim J, Luderer U. Oxidative damage increases and antioxidant gene expression decreases with aging in the mouse ovary. Biol Reprod. 2011; 84(4): 775-82.

Lin S, Ku HY, Su PH, Chen JW, Huang PC, Angerer J, Wang SL. Phthalate exposure in pregnant women and their children in central Taiwan. Chemosphere. 2011; 82(7): 947-55.

Lindbohm ML, Hemminki K, Bonhomme MG, Anttila A, Rantala K, Heikkila P, Rosenberg MJ. Effects of paternal occupational exposure on spontaneous abortions. Am J Public Health. 1991; 81(8): 1029–1033.

Liu K, Lehmann KP, Sar M, Young SS, Gaido KW. Gene expression profiling following in utero exposure to phthalate esters reveals new gene targets in the etiology of testicular dysgenesis. Biol Reprod. 2005; 73: 180-192.

Meeker JD, Calafat AM, Hauser R. Di(2-ethylhexyl) phthalate metabolites may alter thyroid hormone levels in men. Environ Health Perspect. 2007; 115(7): 1029–1034.

Meeker JD, Ferguson KK. Relationship between urinary phthalate and bisphenol A concentrations and serum thyroid measures in U.S. adults and adolescents from the National Health and Nutrition Examination Survey (NHANES) 2007–2008. Environ Health Perspect. 2011; 119(10): 1396–1402.

Meeker JD, Hu H, Cantonwine DE, Lamadrid-Figueroa H, Calafat AM, Ettinger AS, Hernandez-Avila M, Loch-Caruso R, Téllez-Rojo MM. Urinary phthalate metabolites in relation to preterm birth in Mexico City. Environ Health Perspect. 2009; 117(10): 1587–1592.

Meeker JD, Sathyanarayana S, Swan SH. Phthalates and other additives in plastics: human exposure and associated health outcomes. Philos Trans R Soc Lond B Biol Sci. 2009; 364(1526): 2097-113.

Miodovnik A, Engel SM, Zhu C, Ye X, Soorya LV, Silva MJ, Calafat AM, Wolff MS. Endocrine disruptors and childhood social impairment. Neurotoxicology. 2011; 32(2): 261-7.

Montuori P, Jover E, Morgantini M, Bayona JM, Triassi M. Assessing human exposure to phthalic acid and phthalate esters from mineral water stored in polyethylene terephthalate and glass bottles. Food Add Contamin. 2008; 25(4): 511–518.

Ng TP, Foo SC, Yoong T. Risk of spontaneous abortion in workers exposed to toluene. Br J Ind Med. 1992; 49(11): 804–808.

Pant N, Pant A, Shukla M, Mathur N, Gupta Y, Saxena D. Environmental and experimental exposure of phthalate esters: the toxicological consequence on human sperm. Hum Exp Toxicol. 2011; 30(6): 507-14.

Plenge-Bönig A, Karmaus W. Exposure to toluene in the printing industry is associated with subfecundity in women but not in men. Occup Environ Med. 1999; 56(7): 443-8.

Reddy BS, Rozati R, Reddy S, Kodampur S, Reddy P, Reddy R. High plasma concentrations of polychlorinated biphenyls and phthalate esters in women with endometriosis: a prospective case control study. Fertil Steril. 2006; 85(3): 775-9.

Reinsberg J, Wegener-Toper P, van der Ven K, van der Ven H, Klingmueller D. Effect of mono-(2-ethylhexyl) phthalate on steroid production of human granulosa cells. Toxicol Appl Pharmacol. 2009; 239(1): 116-23.

Rudel RA, Gray JM, Engel CL, Rawsthorne TW, Dodson RE, Ackerman JM, Rizzo J, Nudelman JL, Brody JG. Food packaging and bisphenol A and bis(2-ethyhexyl) phthalate exposure: findings from a dietary intervention. Environ Health Perspect. 2011; 119(7): 914-20.

Ruder EH, Hartman TJ, Goldman MB. Impact of oxidative stress on female fertility. Curr Opin Obstet Gynecol. 2009; 21(3): 219-22.

Sathyanarayana S, Karr CJ, Lozano P, Brown E, Calafat AM, Liu F, Swan SH. Baby care products: possible sources of infant phthalate exposure. Pediatrics. 2008; 121(2): e260–e268.

Saurel-Cubizolles MJ, Hays M, Estryn-Behar M. Work in operating rooms and pregnancy outcome among nurses. Int Arch Occup Environ Health. 1994; 66(4): 235–241.

Sax L. Polyethylene terephthalate may yield endocrine disruptors. Environ Health Perspect. 2010; 118(4): 445–8.

Silva MJ, Barr DB, Reidy JA, Malek NA, Hodge CC, Caudill SP, Brock JW, Needham LL, Calafat AM. Urinary levels of seven phthalate metabolites in the U.S. population from the National Health and Nutrition Examination Survey (NHANES) 1999-2000. Environ Health Perspect. 2004; 112(3): 331-8.

Smith KW, Souter I, Dimitriadis I, Ehrlich S, Williams PL, Calafat AM, Hauser R. Urinary paraben concentrations and ovarian aging among women from a fertility center. Environ Health Perspect 2013; 121(11-12): 1299–1305.

Svensson BG, Nise G, Erfurth EM, Nilsson A, Skerfving S. Hormone status in occupational toluene exposure. Am J Ind Med. 1992; 22(1): 99–107.

Swan SH, Liu F, Hines M, Kruse RL, Wang C, Redmon JB, Sparks A, Weiss B. Prenatal phthalate exposure and reduced masculine play in boys. Int J Androl. 2010; 33(2): 259-69.

Swan SH, Main KM, Liu F, Stewart SL, Kruse RL, Calafat AM, Mao CS, Redmon JB, Ternand CL, Sullivan S, Teague JL. Study for Future Families Research Team. Decrease in anogenital distance among male infants with prenatal phthalate exposure. Environ Health Perspect. 2005; 113(8): 1056-61. Erratum in: Environ Health Perspect. 2005 Sep;113(9): A583.

Swan SH. Environmental phthalate exposure in relation to reproductive outcomes and other health endpoints in humans. Environ Res. 2008; 108(2): 177-84.

Taskinen HK, Kyyrönen P, Sallmén M, Virtanen SV, Liukkonen TA, Huida O, Lindbohm ML, Anttila A. Reduced fertility among female wood workers exposed to formaldehyde. Am J Ind Med. 1999; 36(1): 206-12.

Thornton, J. Environmental impacts of polyvinyl chloride (PVC) building materials. 2002 https://healthybuilding.net/uploads/files/environmental-impacts-of-polyvinyl-chloride-building-materials.pdf

Toft G, Jönsson BA, Lindh CH, Jensen TK, Hjollund NH, Vested A, Bonde JP. Association between pregnancy loss and urinary phthalate levels around the time of conception. Environ Health Perspect. 2012; 120(3): 458-63.

U.S. Department of Health and Human Services, Food and Drug Administration, Center for Drug Evaluation and Research (CDER). Guidance for Industry: Limiting the Use of Certain Phthalates as Excipients in CDER-Regulated Products, December 2012. https://www.fda.gov/downloads/Drugs /GuidanceComplianceRegulatoryInformation/Guidances/UCM294086.pdf

Wang W, Craig ZR, Basavarajappa MS, Gupta RK, Flaws JA. Di (2-ethylhexyl) phthalate inhibits growth of mouse ovarian antral follicles through an oxidative stress pathway. Toxicol Appl Pharmacol. 2012; 258(2): 288-95.

Welsh M, Saunders PT, Fisken M, Scott HM, Hutchison GR, Smith LB, Sharpe RM. Identification in rats of a programming window for reproductive tract masculinization, disruption of which leads to hypospadias and cryptorchidism. J Clin Invest. 2008; 118(4): 1479-90.

Weuve J, Hauser R, Calafat AM, Missmer SA, Wise LA. Association of exposure to phthalates with endometriosis and uterine leiomyomata: findings from NHANES, 1999-2004. Environ Health Perspect. 2010; 118(6): 825-32.

Whyatt RM, Adibi JJ, Calafat AM, Camann DE, Rauh V, Bhat HK, Perera FP, Andrews H, Just AC, Hoepner L, Tang D, Hauser R. Prenatal di(2-ethylhexyl) phthalate exposure and length of gestation among an inner-city cohort. Pediatrics. 2009; 124(6): e1213–e1220.

Whyatt RM, Liu X, Rauh VA, Calafat AM, Just AC, Hoepner L, Diaz D, Quinn J, Adibi J, Perera FP, Factor-Litvak P. Maternal prenatal urinary phthalate metabolite concentrations and child mental, psychomotor, and behavioral development at 3 years of age. Environ Health Perspect. 2012; 120(2): 290-5.

Wittassek M, Koch HM, Angerer J, Bruning T. Assessing exposure to phthalates – the human biomonitoring approach. Mol Nutr Food Res. 2011; 55(1): 7–31.

Wormuth M, Scheringer M, Vollenweider M, Hungerbühler K. What Are the Sources of Exposure to Eight Frequently Used Phthalic Acid Esters in Europeans? Risk Analysis. 2006; 26(3): 803–824.

Yolton K, Xu Y, Strauss D, Altaye M, Calafat AM, Khoury J. Prenatal exposure to bisphenol A and phthalates and infant neurobehavior. Neurotoxicol Teratol. 2011; 33(5): 558-66.

Zhang X, Wu XQ, Lu S, Guo YL, Ma X. Deficit of mitochondria-derived ATP during oxidative stress impairs mouse MII oocyte spindles. Cell Res. 2006; 16(10): 841-50.

Capítulo 4: Obstáculos inesperados en la fertilidad

Abalovich M, Mitelberg L, Allami C, Gutierrez S, Alcaraz G, Otero P, Levalle O. Subclinical hypothyroidism and thyroid autoimmunity in women with infertility. Gynecol Endocrinol. 2007; 23(5): 279-83.

Aleyasin A, Hosseini MA, Mahdavi A, Safdarian L, Fallahi P, Mohajeri MR, Abbasi M, Esfahani F. Predictive value of the level of vitamin D in follicular fluid on the outcome of assisted reproductive technology. Eur J Obstet Gynecol Reprod Biol. 2011; 159(1): 132-7.

Anifandis GM, Dafopoulos K, Messini CI, Chalvatzas N, Liakos N, Pournaras S, Messinis IE. Prognostic value of follicular fluid 25-OH vitamin D and glucose levels in the IVF outcome. Reprod Biol Endocrinol. 2010; 8:91.

Bast A, O'Bryan T, Bast E. Celiac Disease and Reproductive Health. Pract Gastroenterol. 2009; 10: 21.

Bussen S, Steck T. Thyroid autoantibodies in euthyroid non-pregnant women with recurrent spontaneous abortions. Hum Reprod. 1995; 10(11): 2938-40.

Choi JM, Lebwohl B, Wang J, Lee SK, Murray JA, Sauer MV, Green PH. Increased prevalence of celiac disease in patients with unexplained infertility in the United States. J Reprod Med. 2011; 56(5-6): 199-203.

Ciacci C, Cirillo M, Auriemma G, Di Dato G, Sabbatini F, Mazzacca G. Celiac disease and pregnancy outcome. Am J Gastroenterol, 1996; 91(4): 718-722.

Dendrinos S, Papasteriades C, Tarassi K, Christodoulakos G, Prasinos G, Creatsas G. Thyroid autoimmunity in patients with recurrent spontaneous miscarriages. Gynecol Endocrinol. 2000; 14(4): 270-4.

Dickey W, Ward M, Whittle CR, Kelly MT, Pentieva K, Horigan G, Patton S, McNulty H. Homocysteine and related B-vitamin status in coeliac disease: Effects of gluten exclusion and histological recovery. Scand J Gastroenterol. 2008; 43(6): 682-8.

Eldar-Geva T, Shoham M, Rösler A, Margalioth EJ, Livne K, Meirow D. Subclinical hypothyroidism in infertile women: the importance of continuous monitoring and the role of the thyrotropin-releasing hormone stimulation test. Gynecol Endocrinol. 2007; 23(6): 332-7.

Farrell S, Ide M, Wilson RF. The relationship between maternal periodontitis, adverse pregnancy outcome and miscarriage in never smokers. J Clin Periodontol. 2006; 33(2): 115-20.

Fasano A, Catassi C. Current Approaches to Diagnosis and Treatment of Celiac Disease: An Evolving Spectrum. Gastroenterology, 2001; 120: 636-651.

Ferguson R, Holmes GK, Cooke WT. Coeliac disease, fertility, and pregnancy. Scand J Gastroenterol, 1982; 17:65–68.

Firouzabadi RD, Rahmani E, Rahsepar M, Firouzabadi MM. Value of follicular fluid vitamin D in predicting the pregnancy rate in an IVF program. Arch Gynecol Obstet. 2014; 289(1): 201-6.

Ghafoor F, Mansoor M, Malik T, Malik MS, Khan AU, Edwards R, Akhtar W. Role of thyroid peroxidase antibodies in the outcome of pregnancy. J Coll Physicians Surg Pak. 2006; 16(7): 468-71.

Grossmann RE, Tangpricha V. Evaluation of vehicle substances on vitamin D bioavailability: a systematic review. Mol Nutr Food Res. 2010; 54(8): 1055-61.

Grundmann M, von Versen-Höynck F. Vitamin D - roles in women's reproductive health? Reprod Biol Endocrinol. 2011; 9:146.

Hallert C, Grant C, Grehn S, Grännö C, Hultén S, Midhagen G, Ström M, Svensson H, Valdimarsson T. Evidence of poor vitamin status in coeliac patients on a gluten-free diet for 10 years. Aliment Pharmacol Ther. 2002; 16(7): 1333-9.

Hallert C, Svensson M, Tholstrup J, Hultberg B. Clinical trial: B vitamins improve health in patients with coeliac disease living on a gluten-free diet. Aliment Pharmacol Ther. 2009; 29(8): 811-6.

Hart R, Doherty DA, Pennell CE, Newnham IA, Newnham JP. Periodontal disease: a potential modifiable risk factor limiting conception. Hum Reprod. 2012; 27(5): 1332-42.

Ide M, Papapanou PN. Epidemiology of association between maternal periodontal disease and adverse pregnancy outcomes— systematic review. J Periodontol. 2013; 84(4 Suppl): S181-94.

Jackson JE, Rosen M, McLean T, Moro J, Croughan M, Cedars MI. Prevalence of celiac disease in a cohort of women with unexplained infertility. Fertil Steril. 2008; 89: 1002–1004.

Janssen OE, Mehlmauer N, Hahn S, Offner AH, Gärtner R. High prevalence of autoimmune thyroiditis in patients with polycystic ovary syndrome. Eur J Endocrinol. 2004; 150(3): 363-9.

Jeffcoat MK, Geurs NC, Reddy MS, Cliver SP, Goldenberg RL, Hauth JC. Periodontal infection and preterm birth: results of a prospective study. J Am Dent Assoc. 2001; 132(7): 875-80.

Kaukinen K, Maki M, Collin P. Immunohistochemical features in antiendomysium positive patients with normal villous architecture. Am J Gastroenterol. 2006; 101(3): 675-676.

Kim CH, Ahn JW, Kang SP, Kim SH, Chae HD, Kang BM. Effect of levothyroxine treatment on in vitro fertilization and pregnancy outcome in infertile women with subclinical hypothyroidism undergoing in vitro fertilization/intracytoplasmic sperm injection. Fertil Steril. 2011; 95(5): 1650-4.

Kumar A, Meena M, Begum N, Kumar N, Gupta RK, Aggarwal S, Prasad S, Batra S. Latent celiac disease in reproductive performance of women. Fertil Steril. 2011; 95(3): 922-7.

Kumar V. American Celiac Society, Nov.9,1999.

La Villa G, Pantaleo P, Tarquini R, Cirami L, Perfetto F, Mancuso F, Laffi G. Multiple immune disorders in unrecognized celiac disease: a case report. World J Gastroenterol. 2003; 9(6): 1377-1380.

Luk J, Torrealday S, Neal Perry G, Pal L. Relevance of vitamin D in reproduction. Hum Reprod. 2012; 27(10): 3015-27.

Machado AP, Silva LR, Zausner B, Oliveira Jde A, Diniz DR, de Oliveira J. Undiagnosed celiac disease in women with infertility. J Reprod Med. 2013; 58(1-2): 61-6.

Madianos PN, Bobetsis YA, Offenbacher S. Adverse pregnancy outcomes (APOs) and periodontal disease: pathogenic mechanisms. J Periodontol. 2013; 84(4 Suppl): S170-80.

Negro R, Formoso G, Mangieri T, Pezzarossa A, Dazzi D, Hassan H. Levothyroxine treatment in euthyroid pregnant women with autoimmune thyroid disease: effects on obstetrical complications. J Clin Endocrinol Metab. 2006; 91(7): 2587-91.

Negro R, Schwartz A, Gismondi R, Tinelli A, Mangieri T, Stagnaro-Green A. Increased pregnancy loss rate in thyroid antibody negative women with TSH levels between 2.5 and 5.0 in the first trimester of pregnancy. J Clin Endocrinol Metab. 2010; 95(9): E44-8.

Newnham JP, Newnham IA, Ball CM, Wright M, Pennell CE, Swain J, Doherty DA. Treatment of periodontal disease during pregnancy: a randomized controlled trial. Obstet Gynecol. 2009; 114: 1239-1248.

Ocal P, Ersoylu B, Cepni I, Guralp O, Atakul N, Irez T, Idil M. The association between homocysteine in the follicular fluid with embryo quality and pregnancy rate in assisted reproductive techniques. J Assist Reprod Genet. 2012; 29(4): 299-304.

Offenbacher S, Beck JD. Periodontitis: a potential risk factor for spontaneous preterm birth. Compend. Contin. Educ. Dent. 2001; 22(2 Spec No):17–20.

Ozkan S, Jindal S, Greenseid K, Shu J, Zeitlian G, Hickmon C, Pal L. Replete vitamin D stores predict reproductive success following in vitro fertilization. Fertil Steril. 2010; 94(4): 1314-9.

Pellicano R, Astegiano M, Bruno M, Fagoonee S, Rizzetto M. Women and celiac disease: association with unexplained infertility. Minerva Med. 2007; 98: 217-219.

Pratt DE, Kaberlein G, Dudkiewicz A, Karande V, Gleicher N. The association of antithyroid antibodies in euthyroid nonpregnant women with recurrent first trimester abortions in the next pregnancy. Fertil Steril. 1993; 60(6): 1001-5.

Prummel MF, Wiersinga WM. Thyroid autoimmunity and miscarriage. Eur J Endocrinol. 2004; 150(6): 751-5.

Raimundo FV, Faulhaber GA, Menegatti PK, Marques Lda S, Furlanetto TW. Effect of High- versus Low-Fat Meal on Serum 25-Hydroxyvitamin D Levels after a Single Oral Dose of Vitamin D: A Single-Blind, Parallel, Randomized Trial. Int J Endocrinol. 2011; 2011: 809069.

Rudick B, Ingles S, Chung K, Stanczyk F, Paulson R, Bendikson K. Characterizing the influence of vitamin D levels on IVF outcomes. Hum Reprod. 2012; 27(11): 3321-7.

Shub A, Wong C, Jennings B, Swain JR, Newnham JP. Maternal periodontal disease and perinatal mortality. Aust N Z J Obstet Gynaecol. 2009; 49: 130-136.

Sinha U, Sinharay K, Saha S, Longkumer TA, Baul SN, Pal SK. Thyroid disorders in polycystic ovarian syndrome subjects: A tertiary hospital based cross-sectional study from Eastern India. Indian J Endocrinol Metab. 2013; 17(2): 304-9.

Stagnaro-Green A, Roman SH, Cobin RH, el-Harazy E, Alvarez-Marfany M, Davies TF. Detection of at-risk pregnancy by means of highly sensitive assays for thyroid autoantibodies. JAMA. 1990; 264(11): 1422-5.

Stagnaro-Green A. Thyroid antibodies and miscarriage: where are we at a generation later? J Thyroid Res. 2011; 2011: 841949.

Thangaratinam S, Tan A, Knox E, Kilby MD, Franklyn J, Coomarasamy A. Association between thyroid autoantibodies and miscarriage and preterm birth: meta-analysis of evidence. BMJ. 2011; 342: d2616.

Toulis KA, Goulis DG, Venetis CA, Kolibianakis EM, Negro R, Tarlatzis BC, Papadimas I. Risk of spontaneous miscarriage in euthyroid women with thyroid autoimmunity undergoing IVF: a meta-analysis. Eur J Endocrinol. 2010; 162(4): 643-52.

Vogt M, Sallum AW, Cecatti JG, Morais SS. Periodontal disease and some adverse perinatal outcomes in a cohort of low risk pregnant women. Reprod Health. 2010; 7: 29.

Capítulo 5: Multivitamínicos prenatales

Boxmeer JC, Brouns RM, Lindemans J, Steegers EA, Martini E, Macklon NS, Steegers-Theunissen RP. Preconception folic acid treatment affects the microenvironment of the maturing oocyte in humans. Fertil Steril. 2008; 89(6): 1766-70.

Boxmeer JC, Macklon NS, Lindemans J, Beckers NG, Eijkemans MJ, Laven JS, Steegers EA, Steegers-Theunissen RP. IVF outcomes are associated with biomarkers of the homocysteine pathway in monofollicular fluid. Hum Reprod. 2009; 24(5): 1059-66.

CDC Folic Acid Homepage Recommendations: http://www.cdc.gov/ncbddd/ folicacid/recommendations.html

CDC. Ten great public health achievements- United States, 2001-2010. Morb Mortal Wkly Rep. 2011; 60(19): 619-23.

Chavarro JE, Rich-Edwards JW, Rosner BA, Willett WC. Use of multivitamins, intake of B vitamins, and risk of ovulatory infertility. Fertil Steril. 2008; 89(3): 668-76.

Czeizel AE, Dudás I. Prevention of the first occurrence of neural-tube defects by periconceptional vitamin supplementation. N Engl J Med. 1992; 327(26): 1832-5.

Czeizel AE, Métneki J, Dudás I. The effect of preconceptional multivitamin supplementation on fertility. Int J Vitam Nutr Res. 1996; 66(1): 55-8.

de Bree A, van Dusseldorp M, Brouwer IA, van het Hof KH, Steegers-Theunissen RP. Folate intake in Europe: recommended, actual and desired intake. Eur J Clin Nutr. 1997; 51(10): 643-60.

Dudás I, Rockenbauer M, Czeizel AE. The effect of preconceptional multivitamin supplementation on the menstrual cycle. Arch Gynecol Obstet. 1995; 256(3): 115-23.

Ebisch IM, Thomas CM, Peters WH, Braat DD, Steegers-Theunissen RP. The importance of folate, zinc and antioxidants in the pathogenesis and prevention of subfertility. Hum Reprod Update. 2007; 13(2): 163-74.

Enciso M, Sarasa J, Xanthopoulou L, Bristow S, Bowles M, Fragouli E, Delhanty J, Wells D. Polymorphisms in the MTHFR gene influence embryo viability and the incidence of aneuploidy. Human genetics. 2016; 135(5): 555-68.

Gaskins AJ, Mumford SL, Chavarro JE, Zhang C, Pollack AZ, Wactawski-Wende J, Perkins NJ, Schisterman EF. The impact of dietary folate intake on reproductive function in premenopausal women: a prospective cohort study. PLoS One. 2012; 7(9): e46276.

Hekmatdoost A, Vahid F, Yari Z, Sadeghi M, Eini-Zinab H, Lakpour N, Arefi S. Methyltetrahydrofolate vs Folic Acid Supplementation in Idiopathic Recurrent Miscarriage with Respect to Methylenetetrahydrofolate Reductase C677T and A1298C Polymorphisms: A Randomized Controlled Trial. PloS one. 2015; 10(12): e0143569.

Mito N, Takimoto H, Umegaki K, Ishiwaki A, Kusama K, Fukuoka H, Ohta S, Abe S, Yamawaki M, Ishida H, Yoshiike N. Folate intakes and folate biomarker profiles of pregnant Japanese women in the first trimester. Eur J Clin Nutr. 2007; 61(1): 83-90.

NHS B vitamins and floic acid: http://www.nhs.uk/Conditions/vitamins-minerals/Pages/Vitamin-B.aspx

Schorah C. Commentary: from controversy and procrastination to primary prevention. Int J Epidemiol. 2011; 40(5): 1156-8.

Smithells RW, Sheppard S, Schorah CJ, Seller MJ, Nevin NC, Harris R, Read AP, Fielding DW. Apparent prevention of neural tube defects by periconceptional vitamin supplementation. 1981. Int J Epidemiol. 2011; 40(5): 1146-54.

US Preventive Services Task Force: Folice acid to prevent neural tube defects: Preventive medication http://www. uspreventiveservicestaskforce.org/uspstf09 /folicacid/folicacidrs.htm

Wald N, Sneddon J, Frost C, Stone R. Prevention of neural tube defects: results of the Medical Research Council Vitamin Study MRC Vitamin Study Research Group. Lancet. 1991; 338(8760): 131-7.

Westphal LM, Polan ML, Trant AS, Mooney SB. A nutritional supplement for improving fertility in women: a pilot study. J Reprod Med. 2004; 49(4): 289-93.

Capítulo 6: Coenzima Q10

Aberg F, Appelkvist EL, Dallner G, Ernster L. Distribution and redox state of ubiquinones in rat and human tissues. Arch Biochem Biophys. 1992; 295(2): 230-4.

Bartmann AK, Romao GS, Ramos Eda S, Ferriani RA. Why do older women have poor implantation rates? A possible role of the mitochondria. J Assist Reprod Genet. 2004; 21(3): 79-83.

Bentinger M, Brismar K, Dallner G. The antioxidant role of coenzyme Q. Mitochondrion. 2007; 7 Suppl: S41-50.

Bentov Y, Casper RF. The aging oocyte - can mitochondrial function be improved? Fertil Steril. 2013; 99(1): 18-22.

Bentov Y, Esfandiari N, Burstein E, Casper RF. The use of mitochondrial nutrients to improve the outcome of infertility treatment in older patients. Fertil Steril. 2010; 93(1): 272-5.

Bergamini C, Moruzzi N, Sblendido A, Lenaz G, Fato R. A water soluble CoQ10 formulation improves intracellular distribution and promotes mitochondrial respiration in cultured cells. PLoS One. 2012; 7(3): e33712.

Bhagavan HN, Chopra RK. Coenzyme Q10: absorption, tissue uptake, metabolism and pharmacokinetics. Free Radic Res. 2006; 40(5): 445-53.

Bonomi M, Somigliana E, Cacciatore C, Busnelli M, Rossetti R, Bonetti S, Paffoni A, Mari D, Ragni G, Persani L. Italian Network for the study of Ovarian Dysfunctions. Blood cell mitochondrial DNA content and premature ovarian aging. PLoS One. 2012; 7(8): e42423.

Chopra RK, Goldman R, Sinatra ST, Bhagavan HN. Relative bioavailability of coenzyme Q10 formulations in human subjects. Int J Vitam Nutr Res. 1998; 68(2): 109-13.

de Bruin JP, Dorland M, Spek ER, Posthuma G, van Haaften M, Looman CW, te Velde ER. Age-related changes in the ultrastructure of the resting follicle pool in human ovaries. Biol Reprod. 2004; 70(2): 419-24.

Dietmar A, Schmidt ME, Siebrecht SC. Ubiquinol supplementation enhances peak power production in trained athletes: a double-blind, placebo controlled study. J Int Soc Sports Nutr. 2013; 10(1): 24.

Dumollard R, Carroll J, Duchen MR, Campbell K, Swann K. Mitochondrial function and redox state in mammalian embryos. Semin Cell Dev Biol. 2009; 20(3): 346-53.

Eichenlaub-Ritter U, Vogt E, Yin H, Gosden R. Spindles, mitochondria and redox potential in ageing oocytes. Reprod Biomed Online. 2004; 8(1): 45-58.

Eichenlaub-Ritter U, Wieczorek M, Lüke S, Seidel T. Age related changes in mitochondrial function and new approaches to study redox regulation in mammalian oocytes in response to age or maturation conditions. Mitochondrion. 2011; 11(5): 783-96.

Ferrante KL, Shefner J, Zhang H, Betensky R, O'Brien M, Yu H, Fantasia M, Taft J, Beal MF, Traynor B, Newhall K, Donofrio P, Caress J, Ashburn C, Freiberg B, O'Neill C, Paladenech C, Walker T, Pestronk A, Abrams B, Florence J, Renna R, Schierbecker J, Malkus

B, Cudkowicz M. Tolerance of high-dose (3,000 mg/day) coenzyme Q10 in ALS. Neurology. 2005; 65(11): 1834-6.

Ge H, Tollner TL, Hu Z, Dai M, Li X, Guan H, Shan D, Zhang X, Lv J, Huang C, Dong Q. The importance of mitochondrial metabolic activity and mitochondrial DNA replication during oocyte maturation in vitro on oocyte quality and subsequent embryo developmental competence. Mol Reprod Dev. 2012; 79(6): 392-401.

Harvey AJ, Gibson TC, Quebedeaux TM, Brenner CA. Impact of assisted reproductive technologies: a mitochondrial perspective of cytoplasmic transplantation. Curr Top Dev Biol. 2007; 77: 229–49.

Hosoe K, Kitano M, Kishida H, Kubo H, Fujii K, Kitahara M. Study on safety and bioavailability of ubiquinol (Kaneka QH) after single and 4-week multiple oral administration to healthy volunteers. Regul Toxicol Pharmacol. 2007; 47(1): 19-28.

Ikematsu H, Nakamura K, Harashima S, Fujii K, Fukutomi N. Safety assessment of coenzyme Q10 (Kaneka Q10) in healthy subjects: a double-blind, randomized, placebo-controlled trial. Regul Toxicol Pharmacol. 2006; 44(3): 212-8.

Interview with Dr. Bentov, published May 16, 2011, http://www.chatelaine.com /health/what-every-woman-over-30-should-know-about-fertility/

Kamei M, Fujita T, Kanbe T, Sasaki K, Oshiba K, Otani S, Matsui-Yuasa I, Morisawa S. The distribution and content of ubiquinone in foods. Int J Vitam Nutr Res. 1986; 56(1): 57-63.

Mezawa M, Takemoto M, Onishi S, Ishibashi R, Ishikawa T, Yamaga M, Fujimoto M, Okabe E, He P, Kobayashi K, Yokote K. The reduced form of coenzyme Q10 improves glycemic control in patients with type 2 diabetes: an open label pilot study. Biofactors. 2012; 38(6): 416-21.

Miles MV, Horn PS, Morrison JA, Tang PH, DeGrauw T, Pesce AJ. Plasma coenzyme Q10 reference intervals, but not redox status, are affected by gender and race in self-reported healthy adults. Clin Chim Acta. 2003; 332(1-2): 123-32.

Molyneux SL, Young JM, Florkowski CM, Lever M, George PM. Coenzyme Q10: is there a clinical role and a case for measurement? Clin Biochem Rev. 2008; 29(2): 71-82.

Perez-Sanchez C, Ruiz-Limon P, Aguirre MA, Bertolaccini ML, Khamashta MA, Rodriguez-Ariza A, Segui P, Collantes-Estevez E, Barbarroja N, Khraiwesh H, Gonzalez-Reyes JA, Villalba JM, Velasco F, Cuadrado MJ, Lopez-Pedrera C. Mitochondrial dysfunction in antiphospholipid syndrome: implications in the pathogenesis of the disease and effects of coenzyme Q(10) treatment. Blood. 2012; 119(24): 5859-70.

Quinzii CM, Hirano M, DiMauro S. CoQ10 deficiency diseases in adults. Mitochondrion. 2007; 7(Suppl): S122–6.

Santos TA, El Shourbagy A, St John JC. Mitochondrial content reflects oocyte variability and fertilization outcome. Fertil Steril. 2006; 85(3): 584–91.

Seo AY, Joseph AM, Dutta D, Hwang JC, Aris JP, Leeuwenburgh C. New insights into the role of mitochondria in aging: mitochondrial dynamics and more. J Cell Sci. 2010; 123(Pt 15): 2533-42.

Shigenaga MK, Hagen TM, Ames BN. Oxidative damage and mitochondrial decay in aging. Proc Natl Acad Sci USA. 1994; 91(23): 10771-8.

Sohal RS. Coenzyme Q and vitamin E interactions. Methods Enzymol. 2004; 378: 146-51.

Spindler M, Beal MF, Henchcliffe C. Coenzyme Q10 effects in neurodegenerative disease. Neuropsychiatr Dis Treat. 2009; 5: 597-610.

Stojkovic M, Westesen K, Zakhartchenko V, Stojkovic P, Boxhammer K, Wolf E. Coenzyme Q(10) in submicron-sized dispersion improves development, hatching, cell proliferation, and adenosine triphosphate content of in vitro-produced bovine embryos. Biol Reprod. 1999; 61(2): 541-7.

Tatone C, Amicarelli F, Carbone MC, Monteleone P, Caserta D, Marci R, Artini PG, Piomboni P, Focarelli R. Cellular and molecular aspects of ovarian follicle ageing. Hum Reprod Update. 2008; 14(2): 131-42.

Thouas GA, Trounson AO, Wolvetang EJ, Jones GM. Mitochondrial dysfunction in mouse oocytes results in preimplantation embryo arrest in vitro. Biol Reprod. 2004; 71(6): 1936-42.

Thundathil J, Filion F, Smith LC. Molecular control of mitochondrial function in preimplantation mouse embryos. Mol Reprod Dev. 2005; 71(4): 405-13.

Turi A, Giannubilo SR, Brugè F, Principi F, Battistoni S, Santoni F, Tranquilli AL, Littarru G, Tiano L. Coenzyme Q10 content in follicular fluid and its relationship with oocyte fertilization and embryo grading. Arch Gynecol Obstet. 2012; 285(4): 1173-6.

Van Blerkom J, Davis PW, Lee J. ATP content of human oocytes and developmental potential and outcome after in-vitro fertilization and embryo transfer. Hum Reprod. 1995; 10(2): 415-24.

Van Blerkom J. Mitochondrial function in the human oocyte and embryo and their role in developmental competence. Mitochondrion. 2011; 11(5): 797-813.

Villalba JM, Parrado C, Santos-Gonzalez M, Alcain FJ. Therapeutic use of coenzyme Q10 and coenzyme Q10-related compounds and formulations. Expert Opin Investig Drugs. 2010; 19(4): 535-54.

Wilding M, Dale B, Marino M, di Matteo L, Alviggi C, Pisaturo ML, Lombardi L, De Placido G. Mitochondrial aggregation patterns and activity in human oocytes and preimplantation embryos. Hum Reprod. 2001; 16(5): 909-17.

Wilding M, Placido G, Matteo L, Marino M, Alviggi C, Dale B. Chaotic mosaicism in human preimplantation embryos is correlated with a low mitochondrial membrane potential. Fertil Steril. 2003; 79: 340–6.

Yu Y, Dumollard R, Rossbach A, Lai FA, Swann K. Redistribution of mitochondria leads to bursts of ATP production during spontaneous mouse oocyte maturation. J Cell Physiol. 2010; 224(3): 672-80.

Zeng HT, Ren Z, Yeung WS, Shu YM, Xu YW, Zhuang GL, Liang XY. Low mitochondrial DNA and ATP contents contribute to the absence of birefringent spindle imaged with PolScope in in vitro matured human oocytes. Hum Reprod. 2007; 22(6): 1681-6.

Zhang X, Wu XQ, Lu S, Guo YL, Ma X. Deficit of mitochondria-derived ATP during oxidative stress impairs mouse MII oocyte spindles. Cell Res. 2006; 16(10): 841-50.

Capítulo 7: Melatonina y otros antioxidantes

Agarwal A, Aponte-Mellado A, Premkumar BJ, Shaman A, Gupta S. The effects of oxidative stress on female reproduction: a review. Reprod Biol Endocrinol. 2012; 10: 49.

Amin AF, Shaaban OM, Bediawy MA. N-acetyl cysteine for treatment of recurrent unexplained pregnancy loss. Reprod Biomed Online. 2008; 17(5): 722-6.

Appelboam AV, Dargan PI, Knighton J. Fatal anaphylactoid reaction to N-acetylcysteine: caution in patients with asthma. Emerg Med J. 2002; 19(6): 594-5.

Arivazhagan P, Ramanathan K, Panneerselvam C: Effect of DL-lipoic acid on mitochondrial enzymes in aged rats. Chem Biol Interact. 2001; 138(2): 189-198.

Atkuri KR, Mantovani JJ, Herzenberg LA, Herzenberg LA. N-Acetylcysteine-a safe antidote for cysteine/glutathione deficiency. Curr Opin Pharmacol. 2007; 7(4): 355-9.

Augoulea A, Mastorakos G, Lambrinoudaki I, Christodoulakos G, Creatsas G. The role of the oxidative-stress in the endometriosis-related infertility. Gynecol Endocrinol. 2009; 25(2): 75–81.

Aydin Y, Ozatik O, Hassa H, Ulusoy D, Ogut S, Sahin F. Relationship between oxidative stress and clinical pregnancy in assisted reproductive technology treatment cycles. J Assist Reprod Genet. 2013; 30(6): 765-72.

Bedaiwy MA, Falcone T. Peritoneal fluid environment in endometriosis. clinicopathological implications. Minerva Ginecol. 2003; 55(4): 333–45.

Bentov Y, Casper RF. The aging oocyte—can mitochondrial function be improved? Fertil Steril. 2013; 99(1): 18-22.

Bentov Y, Esfandiari N, Burstein E, Casper RF. The use of mitochondrial nutrients to improve the outcome of infertility treatment in older patients. Fertil Steril. 2010; 93(1): 272-5.

Bentov Y, Yavorska T, Esfandiari N, Jurisicova A, Casper RF. The contribution of mitochondrial function to reproductive aging. J Assist Reprod Genet. 2011; 28(9): 773-83.

Brzezinski A, Seibel MM, Lynch HJ, Deng MH, Wurtman RJ. Melatonin in human preovulatory follicular fluid. J Clin Endocrinol Metab. 1987; 64(4): 865–867.

Carbone MC, Tatone C, Delle Monache S, Marci R, Caserta D, Colonna R, Amicarelli F. Antioxidant enzymatic defences in human follicular fluid: characterization and age-dependent changes. Mol Hum Reprod. 2003; 9(11): 639-43.

Chemineau P, Guillaume D, Migaud M, Thiéry JC, Pellicer-Rubio MT, Malpaux B. Seasonality of reproduction in mammals: intimate regulatory mechanisms and practical implications. Reprod Domest Anim. 2008; 43(Suppl 2): 40-7.

Colorado Center for Reproductive Medicine. Female Fertility Supplements. 2012. http://www.colocrm.com/FertilitySupplements. aspx

de Bruin JP, Dorland M, Spek ER, Posthuma G, van Haaften M, Looman CW, te Velde ER. Age-related changes in the ultrastructure of the resting follicle pool in human ovaries. Biol Reprod. 2004; 70(2): 419-24.

Dodd S, Dean O, Copolov DL, Malhi GS, Berk M. N-acetylcysteine for antioxidant therapy: pharmacology and clinical utility. Expert Opin Biol Ther. 2008; 8(12):1955-62.

European Food Safety Authority. Opinion on mixed tocopherols, tocotrienol tocopherol and tocotrienols as sources for vitamin E added as a nutritional substance in food supplements. http://www. efsa.europa.eu/en/efsajournal /pub/640.htm

Evans H. The pioneer history of vitamin E. Vitam Horm. 1963; 20: 379–387.

Ghibu S, Richard C, Vergely C, Zeller M, Cottin Y, Rochette L. Antioxidant properties of an endogenous thiol: Alpha-lipoic acid, useful in the prevention of cardiovascular diseases. J Cardiovasc Pharmacol. 2009; 54(5): 391–398.

Gleiter CH, Schug BS, Hermann R, Elze M, Blume HH, Gundert-Remy U. Influence of food intake on the bioavailability of thioctic acid enantiomers. Eur J Clin Pharmacol. 1996; 50(6): 513–514.

Golbidi S, Badran M, Laher I. Diabetes and alpha lipoic Acid. Front Pharmacol. 2011; 2: 69.

Gonzalez F, Rote NS, Minium J, Kirwan JP. Reactive oxygen species-induced oxidative stress in the development of insulin resistance and hyperandrogenism in polycystic ovary syndrome. J Clin Endocrinol Metab. 2006; 91: 336–340.

Goraca A, Huk-Kolega H, Piechota A, Kleniewska P, Ciejka E, Skinska B. Lipoic acid - biological activity and therapeutic potential. Pharmacol Rep. 2011; 63: 849–858.

Hermann R, Niebch G, Borbe H.O, Fieger-Büschges H, Ruus P, Nowak H, Riethmüller-Winzen H, Peukert M, Blume H. Enantioselective pharmacokinetics and bioavailability of different racemic alpha-lipoic acid formulations in healthy volunteers. Eur J Clin Pharmacol Sci. 1996; 4(3): 167–174.

Huang J, Okuka M, McLean M, Keefe DL, Liu L. Telomere susceptibility to cigarette smoke-induced oxidative damage and chromosomal instability of mouse embryos in vitro. Free Radic Biol Med. 2010; 48(12): 1663–1676.

Interview with Dr. Tamura, published on September 15, 2010, http://www.news-medical.net/news/20100915/Hormone-melatonin-improves-egg-quality-in-IVF.aspx

Ishizuka B, Kuribayashi Y, Murai K, Amemiya A, Itoh MT. The effect of melatonin on in vitro fertilization and embryo development in mice. J Pineal Res. 2000; 28(1): 48–51.

Jahnke G, Marr M, Myers C, Wilson R, Travlos G, Price C. Maternal and developmental toxicity evaluation of melatonin administered orally to pregnant Sprague-Dawley rats. Toxicol Sci. 1999; 50(2): 271–279.

Kilic-Okman T, Kucuk M. N-acetyl-cysteine treatment for polycystic ovary syndrome. Int J Gynaecol Obstet 2004; 85: 296–297.

Kumar K, Deka D, Singh A, Mitra DK, Vanitha BR, Dada R. Predictive value of DNA integrity analysis in idiopathic recurrent pregnancy loss following spontaneous conception. J Assist Reprod Genet. 2012; 29(9): 861-7.

Lim J, Luderer U. Oxidative damage increases and antioxidant gene expression decreases with aging in the mouse ovary. Biol Reprod. 2011; 84(4): 775-82.

Liu J, Liu M, Ye X, Liu K, Huang J, Wang L, Ji G, Liu N, Tang X, Baltz JM, Keefe DL, Liu L. Delay in oocyte aging in mice by the antioxidant N-acetyl-L-cysteine (NAC). Hum Reprod. 2012; 27(5): 1411-20.

Liu L, Trimarchi JR, Navarro P, Blasco MA, Keefe DL. Oxidative stress contributes to arsenic-induced telomere attrition, chromosome instability, and apoptosis. J Biol Chem 2003; 278(34): 31998–32004.

Liu L, Trimarchi JR, Smith PJ, Keefe DL. Mitochondrial dysfunction leads to telomere attrition and genomic instability. Aging Cell. 2002; 1(1): 40–46.

Luck MR, Jeyaseelan I, Scholes RA. Ascorbic acid and fertility. Biol Reprod. 1995; 52(2): 262-6.

Lynch RM, Robertson R. Anaphylactoid reactions to intravenous N-acetylcysteine: a prospective case controlled study. Accid Emerg Nurs. 2004; 12(1): 10-5.

Manning PJ, Sutherland WH, Williams SM, Walker RJ, Berry EA, De Jong SA, Ryalls AR. The effect of lipoic acid and vitamin E therapies in individuals with the metabolic syndrome. Nutr Metab Cardiovasc Dis. 2013; 23(6): 543-9.

Masharani U, Gjerde C, Evans JL, Youngren JF, Goldfine ID. Effects of controlled-release alpha lipoic acid in lean, nondiabetic patients with polycystic ovary syndrome. J Diabetes Sci Technol. 2010; 4(2): 359-64.

Mayo Clinic, 2012, Vitamin E Dosing. Available at http://www.mayoclinic.com/health/vitamine/NS_patientvitamine/DSECTION=dosing

Mc Carthy MF, Barroso-Aranda J, Contreras F. The "rejuvenatory" impact of lipoic acid on mitochondrial function in aging rats may reflect induction and activation of PPAR-coactivator-1. Med Hypotheses. 2009; 72(1): 29–33.

Nakamura Y, Tamura H, Takayama H, Kato H. Increased endogenous level of melatonin in preovulatory human follicles does not directly influence progesterone production. Fertil Steril. 2003; 80(4): 1012-6.

Nasr A. Effect of N-acetyl-cysteine after ovarian drilling in clomiphene citrate-resistant PCOS women: a pilot study. Reprod Biomed Online. 2010; 20(3): 403-9.

Navarro PA, Liu L, Ferriani RA, Keefe DL. Arsenite induces aberrations in meiosis that can be prevented by coadministration of N-acetylcysteine in mice. Fertil Steril. 2006; 85(Suppl 1): 1187 -1194.

Obayashi K, Saeki K, Iwamoto J, Okamoto N, Tomioka K, Nezu S, Ikada Y, Kurumatani N. Positive effect of daylight exposure on nocturnal urinary melatonin excretion in the elderly: a cross-sectional analysis of the HEIJO-KYO study. J Clin Endocrinol Metab. 2012; 97(11): 4166-73.

Olson SE, Seidel GE Jr. Culture of in vitro-produced bovine embryos with vitamin E improves development in vitro and after transfer to recipients. Biol Reprod. 2000; 62(2): 248–252.

Ozkaya MO, Nazıroğlu M. Multivitamin and mineral supplementation modulates oxidative stress and antioxidant vitamin levels in serum and follicular fluid of women undergoing in vitro fertilization. Fertil Steril. 2010; 94(6): 2465-6.

Packer L, Witt EH, Tritschler HJ. Lipoic acid as a biological antioxidant. Free Radic Biol Med, 1995; 19: 227–250.

Palacio JR, Iborra A, Ulcova-Gallova Z, Badia R, Martinez P. The presence of antibodies to oxidative modified proteins in serum from polycystic ovary syndrome patients. Clin Exp Immunol. 2006; 144(2): 217–222.

Papis K, Poleszczuk O, Wenta-Muchalska E, Modlinski JA. Melatonin effect on bovine embryo development in vitro in relation to oxygen concentration. J Pineal Res. 2007; 43(4): 321–326.

Paszkowski T, Traub AI, Robinson SY, McMaster D. Selenium dependent glutathione peroxidase activity in human follicular fluid. Clin Chim Acta. 1995; 236(2): 173–180.

Patel SM, Nestler JE. Fertility in polycystic ovary syndrome. Endocrinol Metab Clin North Am. 2006; 35(1): 137–55.

Poeggeler B, Reiter RJ, Tan DX, Chen LD, Manchester LC. Melatonin, hydroxyl radical-mediated oxidative damage, and aging: a hypothesis. J Pineal Res. 1993; 14(4): 151–168.

Polak G, Koziol-Montewka M, Gogacz M, Blaszkowska I, Kotarski J. Total antioxidant status of peritoneal fluid in infertile women. Eur J Obstet Gynecol Reprod Biol. 2001; 94(2): 261–263.

Porasuphatana S, Suddee S, Nartnampong A, Konsil J, Harnwong B, Santaweesuk A. Glycemic and oxidative status of patients with type 2 diabetes mellitus following oral administration of alpha-lipoic acid: a randomized double-blinded placebo-controlled study. Asia Pac J Clin Nutr. 2012; 21(1):12–21.

Rajani S, Chattopadhyay R, Goswami SK, Ghosh S, Sharma S, Chakravarty B. Assessment of oocyte quality in polycystic ovarian syndrome and endometriosis by spindle imaging and reactive oxygen species levels in follicular fluid and its relationship with IVF-ET outcome. J Hum Reprod Sci. 2012; 5(2): 187-93.

Ramos LF, Kane J, McMonagle E, Le P, Wu P, Shintani A, Ikizler TA, Himmelfarb J. Effects of combination tocopherols and alpha lipoic acid therapy on oxidative stress and inflammatory biomarkers in chronic kidney disease. J Ren Nutr. 2011; 21(3): 211-8.

Reiter RJ, Tan DX, Manchester LC, Qi W. Biochemical reactivity of melatonin with reactive oxygen and nitrogen species: a review of the evidence. Cell Biochem Biophys. 2001; 34(2): 237–256.

Rizzo P, Raffone E, Benedetto V. Effect of the treatment with myo-inositol plus folic acid plus melatonin in comparison with a treatment with myo-inositol plus folic acid on oocyte quality and pregnancy outcome in IVF cycles. A prospective, clinical trial. Eur Rev Med Pharmacol Sci. 2010; 14(6): 555-61.

Ronnberg L, Kauppila A, Leppaluoto J, Martikainen H, Vakkuri O. Circadian and seasonal variation in human preovulatory follicular fluid melatonin concentration. J Clin Endocrinol Metab. 1990; 71(2): 492–496.

Ruder EH, Hartman TJ, Reindollar RH, Goldman MB. Female dietary antioxidant intake and time to pregnancy among couples treated for unexplained infertility. Fertil Steril. 2014; 101(3): 759-66.

Sack RL, Lewy AJ, Erb DL, Vollmer WM, Singer CM. Human melatonin production decreases with age. J Pineal Res. 1986; 3(4): 379-88.

Salehpour S, Sene AA, Saharkhiz N, Sohrabi MR, Moghimian F. N-Acetylcysteine as an adjuvant to clomiphene citrate for successful induction of ovulation in infertile patients with polycystic ovary syndrome. J Obstet Gynaecol Res. 2012; 38(9): 1182-6.

Schindler AE, Christensen B, Henkel A, Oettel M, Moore C. High-dose pilot study with the novel progestogen dienogestin patients with endometriosis. Gynecol Endocrinol. 2006; 22(1): 9–17.

Segermann J, Hotze A, Ulrich H, Rao GS. Effect of alpha-lipoic acid on the peripheral conversion of thyroxine to triiodothyronine and on serum lipid-, protein- and glucose levels. Arzneimittelforschung. 1991; 41(12): 1294-1298.

Shaum KM, Polotsky AJ. Nutrition and reproduction: is there evidence to support a "Fertility Diet" to improve mitochondrial function? Maturitas. 2013; 74(4): 309-12.

Shay KP, Moreau RF, Smith EJ, Smith AR, Hagen TM. Alpha-lipoic acid as a dietary supplement: Molecular mechanisms and therapeutic potential. Biochim Biophys Acta. 2009; 1790: 1149–1160.

Shi JM, Tian XZ, Zhou GB, Wang L, Gao C, Zhu SE, Zeng SM, Tian JH, Liu GS. Melatonin exists in porcine follicular fluid and improves in vitro maturation and parthenogenetic development of porcine oocytes. J Pineal Res. 2009; 47(4): 318–323.

Shigenaga MK, Hagen TM, Ames BN. Oxidative damage and mitochondrial decay in aging. Proc Natl Acad Sci USA. 1994; 91(23): 10771-8.

Showell MG, Brown J, Clarke J, Hart RJ. Antioxidants for female subfertility. Cochrane Database Syst Rev. 2013; 8: CD007807.

Talebi A, Zavareh S, Kashani MH, Lashgarbluki T, Karimi I. The effect of alpha lipoic acid on the developmental competence of mouse isolated preantral follicles. J Assist Reprod Genet. 2012; 29(2): 175-83.

Tamura H, Takasaki A, Miwa I, Taniguchi K, Maekawa R, Asada H, Taketani T, Matsuoka A, Yamagata Y, Shimamura K, Morioka H, Ishikawa H, Reiter RJ, Sugino N. Oxidative stress impairs oocyte quality and melatonin protects oocytes from free radical damage and improves fertilization rate. J Pineal Res. 2008; 44(3): 280–287.

Tamura H, Takasaki A, Taketani T, Tanabe M, Kizuka F, Lee L, Tamura I, Maekawa R, Aasada H, Yamagata Y, Sugino N. The role of melatonin as an antioxidant in the follicle. J Ovarian Res. 2012; 5:5.

Tan DX, Manchester LC, Reiter RJ, Plummer BF, Limson J, Weintraub ST, Qi W. Melatonin directly scavenges hydrogen peroxide: a potentially new metabolic pathway of melatonin biotransformation. Free Radic Biol Med. 2000; 29(11): 1177–1185.

Tarín J, Ten J, Vendrell FJ, de Oliveira MN, Cano A. Effects of maternal ageing and dietary antioxidant supplementation on ovulation, fertilisation and embryo development in vitro in the mouse. Reprod Nutr Dev. 1998; 38(5): 499-508.

Tarín JJ, Pérez-Albalá S, Cano A. Oral antioxidants counteract the negative effects of female aging on oocyte quantity and quality in the mouse. Mol Reprod Dev. 2002; 61(3): 385-97.

Tatone C, Carbone MC, Falone S, Aimola P, Giardinelli A, Caserta D, Marci R, Pandolfi A, Ragnelli AM, Amicarelli F. Age-dependent changes in the expression of superoxide dismutases and catalase are associated with ultrastructural modifications in human granulosa cells. Mol Hum Reprod. 2006; 12(11): 655-60.

U.S. National Library of Medicine, National Institutes of Health, Medline Plus. Melatonin. 2011. Available at http://www.nlm.nih.gov/medlineplus /druginfo/ natural/940.html

Van Langendonckt A, Casanas-Roux F, Donnez J. Oxidative stress and peritoneal endometriosis. Fertil Steril. 2002; 77(5): 861–70.

Victor VM, Rocha M, Banuls C, Alvarez A, de Pablo C, Sanchez-Serrano M, Gomez M, Hernandez-Mijares A. Induction of oxidative stress and human leukocyte/endothelial cell interactions in polycystic ovary syndrome patients with insulin resistance. J Clin Endocrinol Metab. 2011; 96(10): 3115–3122.

Wang LY, Wang DH, Zou XY, Xu CM. Mitochondrial functions on oocytes and preimplantation embryos. J Zhejiang Univ Sci B. 2009; 10(7): 483-92.

Wang Y, Sharma RK, Falcone T, Goldberg J, Agarwal A. Importance of reactive oxygen species in the peritoneal fluid of women with endometriosis or idiopathic infertility. Fertil Steril. 1997; 68: 826–830.

Whitaker BD, Casey SJ, Taupier R. The effects of N-acetyl-L-cysteine supplementation on in vitro porcine oocyte maturation and subsequent fertilisation and embryonic development. Reprod Fertil Dev. 2012; 24(8): 1048-54.

Wiener-Megnazi Z, Vardi L, Lissak A, Shnizer S, Reznick AZ, Ishai D, Lahav-Baratz S, Shiloh H, Koifman M, Dirnfeld M. Oxidative stress indices in follicular fluid as measured by the thermochemiluminescence assay correlate with outcome parameters in in vitro fertilization. Fertil Steril. 2004; 82(Suppl 3): 1171–1176.

Woo MM, Tai CJ, Kang SK, Nathwani PS, Pang SF, Leung PC. Direct action of melatonin in human granulosa-luteal cells. J Clin Endocrinol Metab. 2001; 86(10): 4789-97.

Wood JR, Dumesic DA, Abbott DH, Strauss JF III. Molecular abnormalities in oocytes from women with polycystic ovary syndrome revealed by microarray analysis. J Clin Endocrinol Metab. 2007; 92(2): 705–13.

Wray DW, Nishiyama SK, Harris RA, Zhao J, McDaniel J, Fjeldstad AS, Witman MA, Ives SJ, Barrett-O'Keefe Z, Richardson RS. Acute reversal of endothelial dysfunction in the elderly after antioxidant consumption. Hypertension. 2012; 59(4): 818-24.

Yeh J, Bowman MJ, Browne RW, Chen N. Reproductive aging results in a reconfigured ovarian antioxidant defense profile in rats. Fertil Steril. 2005; 84(Suppl 2): 1109-13.

Zembron-Lacny A, Slowinska-Lisowska M, Szygula Z, Witkowski K, Szyszka K. The comparison of antioxidant and hematological properties of N-acetylcysteine and alpha-lipoic acid in physically active males. Physiol Res. 2009; 58(6): 855–861.

Zhang H, Wu B, Liu H, Qiu M, Liu J, Zhang Y, Quan F. Improving development of cloned goat embryos by supplementing α-lipoic acid to oocyte in vitro maturation medium. Theriogenology. 2013; 80(3): 228-33.

Zhang X, Wu XQ, Lu S, Guo YL, Ma X. Deficit of mitochondria-derived ATP during oxidative stress impairs mouse MII oocyte spindles. Cell Res. 2006; 16(10): 841-50.

Ziegler D, Hanefeld M, Ruhnau KJ, Hasche H, Lobisch M, Schutte K, Kerun G, Malessa R. Treatment of symptomatic diabetic polyneuropathy with the antioxidant alpha-lipoic acid: a 7-month multicenter randomized controlled trial (ALADIN III study). Diabetes Care. 1999; 22(8): 1296–1301.

Ziegler D, Nowak H, Kempler P, Vargha P & Low PA. Treatment of symptomatic diabetic polyneuropathy with the antioxidant α-lipoic acid: a meta-analysis. Diabetic Medicine. 2004; 21(2): 114–121.

Zreik TG, Kodaman PH, Jones EE, Olive DL, Behrman H. Identification and characterization of an ascorbic acid transporter in human granulosa-lutein cells. Mol Hum Reprod. 1999; 5(4): 299-302.

Capítulo 8: Restauración de la ovulación con mio-inositol

Baptiste CG, Battista MC, Trottier A, Baillargeon JP. Insulin and hyperandrogenism in women with polycystic ovary syndrome. J Steroid Biochem Mol Biol. 2010; 122(1-3): 42-52.

Carlomagno G, Unfer V, Roseff S. The D-chiro-inositol paradox in the ovary. Fertil Steril. 2011; 95(8): 2515-6.

Carlomagno G, Unfer V. Inositol safety: clinical evidences. Eur Rev Med Pharmacol Sci. 2011; 15(8): 931-6.

Chiu TT, Rogers MS, Law EL, Briton-Jones CM, Cheung LP, Haines CJ. Follicular fluid and serum concentrations of myo-inositol in patients undergoing IVF: relationship with oocyte quality. Hum Reprod. 2002; 17(6): 1591-6.

Ciotta L, Stracquadanio M, Pagano I, Carbonaro A, Palumbo M, Gulino F. Effects of myo-inositol supplementation on oocyte's quality in PCOS patients: a double blind trial. Eur Rev Med Pharmacol Sci. 2011; 15(5): 509-14.

Costantino D, Minozzi G, Minozzi E, Guaraldi C. Metabolic and hormonal effects of myo-inositol in women with polycystic ovary syndrome: a doble blind trial. Eur Rev Med Pharmacol Sci. 2009; 13(2): 105-10.

Craig LB, Ke RW, Kutteh WH. Increased prevalence of insulin resistance in women with a history of recurrent pregnancy loss. Fertil Steril. 2002; 78(3): 487-90.

Downes CP, Macphee CH. Review: myo-inositol metabolites as cellular signals. Eur. J. Biochem. 1990; 193(1): 1–18.

Downes CP. The cellular function of myo-inositol. Biochem. Soc. Trans. 1989; 17(2): 259–268.

Filicori M, Flamigni C, Campaniello E, Meriggiola MC, Michelacci L, Valdiserri A, Ferrari P. Polycystic ovary syndrome: abnormalities and management with pulsatile gonadotropin-releasing hormone and gonadotropin-releasing hormone analogs. Am J Obstet Gynecol. 1990; 163(5 Pt 2): 1737-42.

Fleming R, Hopkinson ZE, Wallace AM, Greer IA, Sattar N. Ovarian function and metabolic factors in women with oligomenorrhea treated with metformin in a randomized double blind placebo-controlled trial. J Clin Endocrinol Metab 2002; 87(2): 569-74.

Galletta M, Grasso S, Vaiarelli A, Roseff SJ. Bye-bye chiro-inositol - myo-inositol: true progress in the treatment of polycystic ovary syndrome and ovulation induction. Eur Rev Med Pharmacol Sci. 2011; 15(10): 1212-4.

Genazzani AD, Lanzoni C, Ricchieri F, Jasonni VM. Myo-inositol administration positively affects hyperinsulinemia and hormonal parameters in overweight patients with polycystic ovary syndrome. Gynecol Endocrinol. 2008; 24(3): 139-44.

Hasegawa I, Murakawa H, Suzuki M, Yamamoto Y, Kurabayashi T, Tanaka K. Effect of troglitazone on endocrine and ovulatory performance in women with insulin resistance-related polycystic ovary syndrome. Fertil Steril. 1999; 71(2): 323-7.

Hong Y, Xie QX, Chen CY, Yang C, Li YZ, Chen DM, Xie MQ. Insulin resistance in first-trimester pregnant women with pre-pregnant glucose tolerance and history of recurrent spontaneous abortion. J Biol Regul Homeost Agents. 2013; 27(1): 225-31.

Isabella R, Raffone E. Does ovary need D-chiro-inositol? J Ovarian Res. 2012; 5(1): 14.

Lisi F, Carfagna P, Oliva MM, Rago R, Lisi R, Poverini R, Manna C, Vaquero E, Caserta D, Raparelli V, Marci R, Moscarini M.

Pretreatment with myo-inositol in non polycystic ovary syndrome patients undergoing multiple follicular stimulation for IVF: a pilot study. Reprod Biol Endocrinol. 2012; 10: 52.

Lord JM, Flight IH, Norman RJ. Metformin in polycystic ovary syndrome: systematic review and meta-analysis. BMJ. 2003; 327(7421): 951-3.

Ng EH, Wat NM, Ho PC. Effects of metformin on ovulation rate, hormonal and metabolic profiles in women with clomiphene-resistant polycystic ovaries: a randomized, double-blinded placebo-controlled trial. Hum Reprod. 2001; 16(8): 1625-31.

Papaleo E, Unfer V, Baillargeon JP, De Santis L, Fusi F, Brigante C, Marelli G, Cino I, Redaelli A, Ferrari A. Myo-inositol in patients with polycystic ovary syndrome: a novel method for ovulation induction. Gynecol Endocrinol. 2007; 23(12): 700-3.

Papaleo E, Unfer V, Baillargeon JP, Fusi F, Occhi F, De Santis L. Myo-inositol may improve oocyte quality in intracytoplasmic sperm injection cycles. A prospective, controlled, randomized trial. Fertil Steril. 2009; 91(5): 1750-4.

Stargrove MB, Treasure J, McKee DL. Herb, Nutrient, and Drug Interactions: Clinical Implications and Therapeutic Strategies, Health Sciences, 2008, p. 765. ISBN: 9780323029643.

Unfer V, Carlomagno G, Rizzo P, Raffone E, Roseff S. Myo-inositol rather than D-chiro-inositol is able to improve oocyte quality in intracytoplasmic sperm injection cycles. A prospective, controlled, randomized trial. Eur Rev Med Pharmacol Sci. 2011; 15(4): 452-7.

Capítulo 9: DHEA para la disminución de la reserva ovárica

Arlt W. Dehydroepiandrosterone and aging. Best Pract Res Clin Endocrinol. 2004; 18(3): 363.

Barad DH, Brill H, Gleicher N. Update on the use of dehydroepiandrosterone supplementation among women with diminished ovarian reserve. J Assist Reprod Genet. 2007; 24(12): 629-34.

Barad DH, Gleicher N. Effects of dehydroepiandrosterone on oocyte and embryo yields, embryo grade and cell number in IVF. Hum Reprod. 2006; 21(11): 2845-9.

Bedaiwy MA, Ryan E, Shaaban O, Claessens EA, Blanco-Mejia S, Casper RF. Follicular conditioning with dehydroepiandrosterone co-treatment improves IUI outcome in clomiphene citrate patients. 55th Annual Meeting of the Canadian Fertility and Andrology Society, Montreal, Canada, November 18-21, 2009.

Bentov Y, Casper RF. The aging oocyte - can mitochondrial function be improved? Fertil Steril. 2013; 99(1): 18-22.

Casson PR, Lindsay MS, Pisarska MD, Carson SA, Buster JE. Dehydroepiandrosterone supplementation augments ovarian stimulation in poor responders: a case series. Hum Reprod. 2000; 15(10): 2129-2132.

Center for Human Reproduction – DHEA and Fertility http://www.centerforhumanreprod.com/dhea.html

Fouany MR, Sharara FI. Is there a role for DHEA supplementation in women with diminished ovarian reserve? J Assist Reprod Genet. 2013; 30(9): 1239-44.

Frattarelli JL, Hill MJ, McWilliams GD, Miller KA, Bergh PA, Scott RT Jr. A luteal estradiol protocol for expected poor-responders improves embryo number and quality. Fertil Steril. 2008; 89(5): 1118-1122.

Fusi FM, Ferrario M, Bosisio C, Arnoldi M, Zanga L. DHEA supplementation positively affects spontaneous pregnancies in women with diminished ovarian function. Gynecol Endocrinol. 2013; 29(10): 940-3.

Gleicher N, Barad DH. Dehydroepiandrosterone (DHEA) supplementation in diminished ovarian reserve (DOR). Reprod Biol Endocrinol. 2011; 9:67.

Gleicher N, Barad DH. Misplaced obsession with prospectively randomized studies. Reprod Biomed Online. 2010; 21(4): 440-3.

Gleicher N, Ryan E, Weghofer A, Blanco-Mejia S, Barad DH. Miscarriage rates after dehydroepiandrosterone (DHEA) supplementation in women with diminished ovarian reserve: a case control study. Reprod Biol Endocrinol. 2009; 7(7): 108.

Gleicher N, Weghofer A, Barad DH. Dehydroepiandrosterone (DHEA) reduces embryo aneuploidy: direct evidence from preimplantation genetic screening (PGS). Reprod Biol Endocrinol. 2010; 10(8): 140.

Harper AJ, Buster JE, Casson PR. Changes in adrenocortical function with aging and therapeutic implications. Semin Reprod Endocrinol. 1999; 17(4): 327-38.

Hyman JH, Margalioth EJ, Rabinowitz R, Tsafrir A, Gal M, Alerhand S, Algur N, Eldar-Geva T. DHEA supplementation may improve IVF outcome in poor responders: a proposed mechanism. Eur J Obstet Gynecol Reprod Biol. 2013; 168(1): 49-53.

Levi AJ, Raynault MF, Bergh PA, Drews MR, Miller BT, Scott RT Jr. Reproductive outcome in patients with diminished ovarian reserve. Fertil Steril. 2001; 76(4): 666-669.

Li L, Ferin M, Sauer MV, Lobo RA. Dehydroepiandrosterone in follicular fluid is produced locally, and levels correlate negatively with in vitro fertilization outcomes. Fertil Steril. 2011; 95(5): 1830-2.

Mamas L, Mamas E. Dehydroepiandrosterone supplementation in assisted reproduction: rationale and results. Curr Opin Obstet Gynecol. 2009; 21(4): 306-8.

Panjari M, Bell RJ, Jane F, Adams J, Morrow C, Davis SR. The safety of 52 weeks of oral DHEA therapy for postmenopausal women. Maturitas. 2009, 63(3): 240-245.

Schmidt DW, Bremner T, Orris JJ, Maier DB, Benadiva CA, Nulsen JC. A randomized prospective study of microdose leuprolide versus ganirelix in in vitro fertilization cycles for poor responders. Fertil Steril. 2005; 83(5): 1568-71.

Sen A, Hammes SR. Granulosa cell-specific androgen receptors are critical regulators of development and function. Mol Endocrinol. 2010; 24(7): 1393-1403.

Sönmezer M, Ozmen B, Cil AP, Ozkavukçu S, Taşçi T, Olmuş H, Atabekoğlu CS. Dehydroepiandrosterone supplementation improves ovarian response and cycle outcome in poor responders. Reprod Biomed Online. 2009; 19(4): 508-13.

Ulug U, Ben-Shlomo I, Turan E, Erden HF, Akman MA, Bahceci M. Conception rates following assisted reproduction in poor responder patients: a retrospective study in 300 consecutive cycles. Reprod Biomed Online. 2003; 6(4): 439-443.

Urman B, Yakin K. DHEA for poor responders: can treatment be justified in the absence of evidence? Reprod Biomed Online. 2012; 25(2): 103-7.

Wiser A, Gonen O, Ghetler Y, Shavit T, Berkovitz A, Shulman A. Addition of dehydroepiandrosterone (DHEA) for poor-responder patients before and during IVF treatment improves the pregnancy rate: a randomized prospective study. Hum Reprod. 2010; 25(10): 2496-500.

Yakin K, Urman B. DHEA as a miracle drug in the treatment of poor responders; hype or hope? Hum Reprod. 2011; 26(8): 1941-4.

Yeung TW, Li RH, Lee VC, Ho PC, Ng EH. A randomized double-blinded placebo-controlled trial on the effect of dehydroepiandrosterone for 16 weeks on ovarian response markers in women with primary ovarian insufficiency. J Clin Endocrinol Metab. 2013; 98(1): 380-8.

Yilmaz N, Uygur D, Inal H, Gorkem U, Cicek N, Mollamahmutoglu L. Dehydroepiandrosterone supplementation improves predictive markers for diminished ovarian reserve: serum AMH, inhibin B and antral follicle count. Eur J Obstet Gynecol Reprod Biol. 2013; 169(2): 257-60.

Capítulo 10: Suplementos que pueden hacer más daño que bien

Battaglia C, Regnani G, Marsella T, Facchinetti F, Volpe A, Venturoli S, Flamigni C. Adjuvant L-arginine treatment in controlled ovarian hyperstimulation: a double-blind, randomized study. Hum Reprod. 2002; 17(3): 659-65.

Battaglia C, Salvatori M, Maxia N, Petraglia F, Facchinetti F, Volpe A. Adjuvant L-arginine treatment for in-vitro fertilization in poor responder patients. Hum Reprod. 1999; 14(7): 1690-7.

Blank S, Bantleon FI, McIntyre M, Ollert M, Spillner E. The major royal jelly proteins 8 and 9 (Api m 11) are glycosylated components of *Apis mellifera* venom with allergenic potential beyond carbohydrate-based reactivity. Clin Exp Allergy. 2012; 42(6): 976-85.

Keay SD, Liversedge NH, Mathur RS, Jenkins JM. Assisted conception following poor ovarian response to gonadotrophin stimulation. Br J Obstet Gynecol. 1997; 104(5): 521-527.

Morita H, Ikeda T, Kajita K, Fujioka K, Mori I, Okada H, Uno Y, Ishizuka T. Effect of royal jelly ingestion for six months on healthy volunteers. Nutr J. 2012; 11: 77.

Tanbo T, Abyholm T, Bjøro T, Dale PO. Ovarian stimulation in previous failures from in-vitro fertilization: distinction of two groups of poor responders. Hum Reprod. 1990; 5(7): 811-5.

Capítulo 11: La dieta para la calidad del óvulo

Al-Saleh I, El-Doush I, Grisellhi B, Coskun S. The effect of caffeine consumption on the success rate of pregnancy as well various performance parameters of in-vitro fertilization treatment. Med Sci Monit. 2010; 16(12): CR598-605.

Azziz R, Ehrmann D, Legro RS, Whitcomb RW, Hanley R, Fereshetian AG, O'Keefe M, Ghazzi MN. Troglitazone improves ovulation and hirsutism in the polycystic ovary syndrome: A multicenter, double blind, placebo-controlled trial. J Clin Endocrinol Metab. 2001; 86(4): 1626-1632.

Brettenthaler N, De Geyter C, Huber PR, Keller U. Effect of the insulin sensitizer pioglitazone on insulin resistance, hyperandrogenism, and ovulatory dysfunction in women with polycystic ovary syndrome. J Clin Endocrinol Metab. 2004; 89(8): 3835-3840.

Cataldo NA, Abbasi F, McLaughlin TL, Basina M, Fechner PY, Giudice LC, Reaven GM. Metabolic and ovarian effects of rosiglitazone treatment for 12 weeks in insulin-resistant women with polycystic ovary syndrome. Hum Reprod. 2006; 21(1): 109–20.

Chakrabarty P, Goswami SK, Rajani S, Sharma S, Kabir SN, Chakravarty B, Jana K. Recurrent pregnancy loss in polycystic ovary syndrome: role of hyperhomocysteinemia and insulin resistance. PLoS One. 2013; 8(5): e64446.

Chavarro JE, Rich-Edwards JW, Rosner BA, Willett WC. A prospective study of dietary carbohydrate quantity and quality in relation to risk of ovulatory infertility. Eur J Clin Nutr. 2009; 63(1): 78-86.

Chavarro JE, Rich-Edwards JW, Rosner BA, Willett WC. Caffeinated and alcoholic beverage intake in relation to ovulatory disorder infertility. Epidemiology. 2009; 20(3): 374-81.

Chavarro JE, Rich-Edwards JW, Rosner BA, Willett WC. Dietary fatty acid intakes and the risk of ovulatory infertility. Am J Clin Nutr. 2007; 85(1): 231-237.

Craig LB, Ke RW, Kutteh WH. Increased prevalence of insulin resistance in women with a history of recurrent pregnancy loss. Fertil Steril. 2002; 78(3): 487-90.

Diamanti-Kandarakis E, Dunaif A. Insulin resistance and the polycystic ovary syndrome revisited: an update on mechanisms and implications. Endocr Rev. 2012; 33(6): 981-1030.

Dumesic DA, Abbott DH. Implications of polycystic ovary syndrome on oocyte development. Semin Reprod Med. 2008 Jan; 26(1): 53-61.

Dunaif A. Drug insight: insulin-sensitizing drugs in the treatment of polycystic ovary syndrome—a reappraisal. Nat Clin Pract Endocrinol Metab. 2008; 4(5): 272–283.

Ebisch IM, Peters WH, Thomas CM, Wetzels AM, Peer PG, Steegers-Theunissen RP. Homocysteine, glutathione and related thiols affect fertility parameters in the (sub)fertile couple. Hum Reprod. 2006; 21(7): 1725-33.

Eggert J, Theobald H, Engfeldt P. Effects of alcohol consumption on female fertility during an 18-year period. Fertil Steril. 2004; 81(2): 379-83.

Ghazeeri G, Kutteh WH, Bryer-Ash M, Haas DA, Ke RW. Effect of rosiglitazone on spontaneous and clomiphene citrate-induced ovulation in women with polycystic ovary syndrome. Fertil Steril. 2003; 79(3): 562-6.

Glueck CJ, Moreira A, Goldenberg N, Sieve L, Wang P. Pioglitazone and metformin in obese women with polycystic ovary syndrome not optimally responsive to metformin. Hum Reprod. 2003; 18(8): 1618-25.

Grodstein F, Goldman MB, Cramer DW. Infertility in women and moderate alcohol use. Am J Public Health. 1994; 84(9): 1429-32.

Hammiche F, Vujkovic M, Wijburg W, de Vries JH, Macklon NS, Laven JS, Steegers-Theunissen RP. Increased preconception omega-3 polyunsaturated fatty acid intake improves embryo morphology. Fertil Steril. 2011; 95(5): 1820-3.

Hassan MA, Killick SR. Negative lifestyle is associated with a significant reduction in fecundity. Fertil Steril. 2004; 81(2): 384-92.

Heijnen EMEW, Eijkemans MJC, Hughes EG, Laven JS, Macklon NS, Fauser BC. A meta-analysis of outcomes of conventional IVF in women with polycstic ovary syndrome. Human Reprod Update. 2006; 12(1): 13–21.

Hjollund NHI, Jensen TK, Bonde JPE, Henriksen NE, Andersson AM, Skakkebaek NE. Is glycosilated haemoglobin a marker of fertility? A follow-up study of first-pregnancy planners. Hum Reprod. 1999; 14(6): 1478–1482.

Huang H, Hansen KR, Factor-Litvak P, Carson SA, Guzick DS, Santoro N, Diamond MP, Eisenberg E, Zhang H. National Institute of Child Health and Human Development Cooperative Reproductive Medicine Network. Predictors of pregnancy and live birth after insemination in couples with unexplained or male-factor infertility. Fertil Steril. 2012; 97(4): 959-67.

Jensen TK, Henriksen TB, Hjollund NH, Scheike T, Kolstad H, Giwercman A, Ernst E, Bonde JP, Skakkebaek NE, Olsen J. Caffeine intake and fecundability: a follow-up study among 430 Danish couples planning their first pregnancy. Reprod Toxicol. 1998; 12(3): 289-95.

Jensen TK, Hjollund NH, Henriksen TB, Scheike T, Kolstad H, Giwercman A, Ernst E, Bonde JP, Skakkebaek NE, Olsen J. Does moderate alcohol consumption affect fertility? Follow up study among couples planning first pregnancy. BMJ. 1998; 317(7157): 505-10.

Juhl M, Nyboe Andersen AM, Grønbaek M, Olsen J. Moderate alcohol consumption and waiting time to pregnancy. Hum Reprod. 2001; 16(12): 2705-9.

Klonoff-Cohen H, Lam-Kruglick P, Gonzalez C. Effects of maternal and paternal alcohol consumption on the success rates of in vitro fertilization and gamete intrafallopian transfer. Fertil Steril. 2003; 79(2): 330-9.

Ludwig M, Finas DF, al-Hasani S, Diedrich K, Ortmann O. Oocyte quality and treatment outcome in intracytoplasmic sperm injection cycles of polycystic ovarian syndrome patients. Hum Reprod. 1999; 14(2): 354–358.

Nestler JE. Metformin for the treatment of the polycystic ovary syndrome. N Engl J Med. 2008; 358: 47–54.

Ohgi S, Nakagawa K, Kojima R, Ito M, Horikawa T, Saito H. Insulin resistance in oligomenorrheic infertile women with non-polycystic ovary syndrome. Fertil Steril. 2008; 90(2): 373-7.

Palomba S, Falbo A, Zullo F, Orio F Jr. Evidence-based and potential benefits of metformin in the polycystic ovary syndrome: a comprehensive review. Endocr Rev. 2009; 30(1): 1–50.

Pawlak R, Parrott SJ, Raj S, Cullum-Dugan D, Lucus D. How prevalent is vitamin B(12) deficiency among vegetarians? Nutr Rev. 2013; 71(2): 110-7.

Practice Committee of American Society for Reproductive Medicine. Use of insulin-sensitizing agents in the treatment of polycystic ovary syndrome. Fertil Steril. 2008; 90: S69–S73.

Ronnenberg AG, Venners SA, Xu X, Chen C, Wang L, Guang W, Huang A, Wang X. Preconception B-vitamin and homocysteine status, conception, and early pregnancy loss. Am J Epidemiol. 2007; 166(3): 304-12.

Rossi BV, Berry KF, Hornstein MD, Cramer DW, Ehrlich S, Missmer SA. Effect of alcohol consumption on in vitro fertilization. Obstet Gynecol. 2011; 117(1): 136-42.

Saravanan N, Haseeb A, Ehtesham NZ, Ghafoorunissa. Differential effects of dietary saturated and trans-fatty acids on expression of genes associated with insulin sensitivity in rat adipose tissue. Eur J Endocrinol. 2005; 153(1): 159-65.

Sengoku K, Tamate K, Takuma N, Yoshida T, Goishi K, Ishikawa M. The chromosomal normality of unfertilized oocytes from patients with polycystic ovarian syndrome. Hum Reprod. 1997; 12(3): 474–477.

Tian L, Shen H, Lu Q, Norman RJ, Wang J. Insulin resistance increases the risk of spontaneous abortion after assisted reproduction technology treatment. J Clin Endocrinol Metab. 2007; 92(4): 1430-3.

Tolstrup JS, Kjaer SK, Holst C, Sharif H, Munk C, Osler M, Schmidt L, Andersen AM, Grønbaek M. Alcohol use as predictor for infertility in a representative population of Danish women. Acta Obstet Gynecol Scand. 2003; 82(8): 744-9.

Twigt JM, Bolhuis ME, Steegers EA, Hammiche F, van Inzen WG, Laven JS, Steegers-Theunissen RP. The preconception diet is associated with the chance of ongoing pregnancy in women undergoing IVF/ICSI treatment. Hum Reprod. 2012; 27(8): 2526-31.

Vujkovic M, de Vries JH, Lindemans J, Macklon NS, van der Spek PJ, Steegers EA, Steegers-Theunissen RP. The preconception Mediterranean dietary pattern in couples undergoing in vitro fertilization/intracytoplasmic sperm injection treatment increases the chance of pregnancy. Fertil Steril. 2010; 94(6): 2096-101.

Wouters MG, Boers GH, Blom HJ, Trijbels FJ, Thomas CM, Borm GF, Steegers-Theunissen RP, Eskes TK. Hyperhomocysteinemia: a risk factor in women with unexplained recurrent early pregnancy loss. Fertil Steril. 1993; 60(5): 820-5.

Capítulo 12: La otra parte de la ecuación: la calidad del esperma

Abad C, Amengual MJ, Gosálvez J, Coward K, Hannaoui N, Benet J, García-Peiró A, Prats J. Effects of oral antioxidant treatment upon the dynamics of human sperm DNA fragmentation and subpopulations of sperm with highly degraded DNA. Andrologia. 2013; 45(3):211-6.

Agarwal A, Deepinder F, Cocuzza M, Short RA, Evenson DP. Effect of vaginal lubricants on sperm motility and chromatin integrity: a prospective comparative study. Fertil Steril. 2008; 89(2): 375-9.

Agarwal A, Deepinder F, Sharma RK, Ranga G, Li J. Effect of cell phone usage on semen analysis in men attending infertility clinic: An observational study. Fertil Steril. 2008; 89(1): 124-128.

Agarwal A, Desai NR, Makker K, Varghese A, Mouradi R, Sabanegh E, Sharma R. Effects of radiofrequency electromagnetic waves (RF-EMW) from cellular phones on human ejaculated semen: An in vitro pilot study. Fertil Steril. 2009; 92(4): 1318-1325.

Agarwal A, Singh A, Hamada A, Kesari K. Cell phones and male infertility: A review of recent innovations in technology and consequences. Int Braz J Urol. 2011; 37(4): 432-454.

Arabi M, Heydarnejad MS. In vitro mercury exposure on spermatozoa from normospermic individuals. Pak J Biol Sci. 2007; 10(15): 2448-53.

Armstrong JS, Rajasekaran M, Chamulitrat W, Gatti P, Hellstrom WJ, Sikka SC. Characterization of reactive oxygen species induced effects on human spermatozoa movement and energy metabolism. Free Radic Biol Med. 1999; 26(7-8): 869-80.

Auger J, Eustache F, Andersen AG, Irvine DS, Jørgensen N, Skakkebaek NE, Suominen J, Toppari J, Vierula M, Jouannet P. Sperm morphological defects related to environment, lifestyle and medical history of 1001 male partners of pregnant women from four European cities. Hum Reprod. 2001; 16(12): 2710-7.

Barroso G, Morshedi M, Oehninger S. Analysis of DNA fragmentation, plasma membrane translocation of phosphatidylserine and oxidative stress in human spermatozoa. Hum. Reprod. 2000; 15(6): 1338-44.

Braga DP, Halpern G, Figueira R de C, Setti AS, Iaconelli A Jr, Borges E Jr. Food intake and social habits in male patients and its relationship to intracytoplasmic sperm injection outcomes. Fertil Steril. 2012; 97(1): 53-9.

Buck Louis GM, Sundaram R, Sweeney A, Schisterman EF, Kannan K. Bisphenol A, phthalates and couple fecundity, the life study. Fertil Steril. 2014; 101(5): 1359-66.

Carlsen E, Andersson AM, Petersen JH, Skakkebaek NE. History of febrile illness and variation in semen quality. Hum. Reprod. 2003; 18(10): 2089-92.

Duty SM, Singh NP, Silva MJ, Barr DB, Brock JW, Ryan L, Herrick RF, Christiani DC, Hauser R. The relationship between environmental exposures to phthalates and DNA damage in human sperm using the neutral comet assay. Environ. Health Perspect. 2003; 111(9): 1164–1169.

Ernst E, Lauritsen JG. Effect of organic and inorganic mercury on human sperm motility. Pharmacol Toxicol. 1991; 68(6): 440–4.

Esteves SC, Agarwal A. Novel concepts in male infertility. Int Braz J Urol. 2011; 37(1): 5-15.

EWG's Dirty dozen endocrine disruptors http://www.ewg.org/research /dirty-dozen-list-endocrine-disruptors.

EWG's Tap Water Database http://www.ewg.org/report/ewgs-water-filter-buying-guide.

Ferguson KK, Loch-Caruso R, Meeker JD. Urinary phthalate metabolites in relation to biomarkers of inflammation and oxidative stress: NHANES 1999-2006. Environ Res. 2011; 111(5): 718-26.

Gaur DS, Talekar MS, Pathak VP. Alcohol intake and cigarette smoking: Impact of two major lifestyle factors on male fertility. Indian J Pathol Microbiol. 2010; 53(1): 35–40.

Greco E, Romano S, Iacobelli M, Ferrero S, Baroni E, Minasi MG, Ubaldi F, Rienzi L, Tesarik J. ICSI in cases of sperm DNA damage:

beneficial effect of oral antioxidant treatment. Hum Reprod. 2005; 20(9): 2590-4.

Gupta NP, Kumar R. Lycopene therapy in idiopathic male infertility - a preliminary report. Int Urol Nephrol. 2002; 34(3): 369– 372.

Hernández-Ochoa I, García-Vargas G, López-Carrillo L, Rubio-Andrade M, Morán-Martínez J, Cebrián ME, Quintanilla-Vega B. Low lead environmental exposure alters semen quality and sperm chromatin condensation in northern Mexico. Reprod Toxicol. 2005; 20(2): 221-8.

Huang XF, Li Y, Gu YH, Liu M, Xu Y, Yuan Y, Sun F, Zhang HQ, Shi HJ. The effects of Di-(2-ethylhexyl)-phthalate exposure on fertilization and embryonic development in vitro and testicular genomic mutation in vivo. PLoS One. 2012; 7(11): e50465.

Hultman CM, Sandin S, Levine SZ, Lichtenstein P, Reichenberg A. Advancing paternal age and risk of autism: new evidence from a population-based study and a meta-analysis of epidemiological studies. Mol Psychiatry. 2011; 16(12): 1203–1212.

Johnson L, Petty CS, Porter JC, Neaves WB. Germ cell degeneration during postprophase of meiosis and serum concentrations of gonadotropins in young adult and older adult men. Biol Reprod. 1984; 31(4): 779-84.

Jung A, Leonhardt F, Schill W, Schuppe H. Influence of the type of undertrousers and physical activity on scrotal temperature. Hum Reprod. 2005; 20(4): 1022-1027.

Klonoff-Cohen H, Lam-Kruglick P, Gonzalez C. Effects of maternal and paternal alcohol consumption on the success rates of in vitro fertilization and gamete intrafallopian transfer. Fertil Steril. 2003; 79(2): 330–9.

Knez J, Kranvogl R, Breznik BP, Vončina E, Vlaisavljević V. Are urinary bisphenol A levels in men related to semen quality and embryo development after medically assisted reproduction? Fertil Steril. 2014; 101(1): 215-221.

Koch OR, Pani G, Borrello S, Colavitti R, Cravero A, Farrè S, Galeotti T. Oxidative stress and antioxidant defenses in ethanol-induced cell injury. Mol Aspects Med. 2004; 25(1-2): 191–8.

Kodama H, Yamaguchi R, Fukuda J, Kasai H, Tanaka T. Increased oxidative deoxyribonucleic acid damage in the spermatozoa of infertile male patients. Fertil Steril. 1997; 68(3): 519-24.

Kumar K, Deka D, Singh A, Mitra DK, Vanitha BR, Dada R. Predictive value of DNA integrity analysis in idiopathic recurrent pregnancy loss following spontaneous conception. J Assist Reprod Genet. 2012; 29(9): 861-7.

Lafuente R, González-Comadrán M, Solà I, López G, Brassesco M, Carreras R, Checa MA. Coenzyme Q10 and male infertility: a meta-analysis. J Assist Reprod Genet. 2013; 30(9): 1147-56.

Li DK, Zhou Z, Miao M, He Y, Wang J, Ferber J, Herrinton LJ, Gao E, Yuan W. Urine bisphenol-A (BPA) level in relation to semen quality. Fertil Steril. 2011; 95(2): 625-30.

Liu C, Duan W, Zhang L, Xu S, Li R, Chen C, He M, Lu Y, Wu H, Yu Z, Zhou Z. Bisphenol A exposure at an environmentally relevant dose induces meiotic abnormalities in adult male rats. Cell Tissue Res. 2014; 355(1): 223-32.

Mahfouz R, Sharma R, Thiyagarajan A, Kale V, Gupta S, Sabanegh E, Agarwal A. Semen characteristics and sperm DNA fragmentation in infertile men with low and high levels of seminal reactive oxygen species. Fertil Steril. 2010; 94(6): 2141-6.

Mancini A, De Marinis L, Oradei A, Hallgass ME, Conte G, Pozza D, Littarru GP. Coenzyme Q10 concentrations in normal and pathological human seminal fluid. J Androl. 1994; 15(6): 591-4.

Meeker JD, Calafat AM, Hauser R. Urinary metabolites of di(2-ethylhexyl) phthalate are associated with decreased steroid hormone levels in adult men. J Androl. 2009; 30(3): 287–297.

Meeker JD, Ehrlich S, Toth TL, Wright DL, Calafat AM, Trisini AT, Ye X, Hauser R. Semen quality and sperm DNA damage in relation to urinary bisphenol A among men from an infertility clinic. Reprod Toxicol. 2010; 30(4): 532-9.

Mendiola J, Meeker JD, Jørgensen N, Andersson AM, Liu F, Calafat AM, Redmon JB, Drobnis EZ, Sparks AE, Wang C, Hauser R, Swan SH. Urinary concentrations of di(2-ethylhexyl) phthalate metabolites and serum reproductive hormones: pooled analysis of fertile and infertile men. J Androl. 2012; 33(3): 488-98.

Mendiola J, Torres-Cantero AM, Vioque J, Moreno-Grau JM, Ten J, Roca M, Moreno-Grau S, Bernabeu R. A low intake of antioxidant nutrients is associated with poor semen quality in patients attending fertility clinics. Fertil Steril. 2010; 93(4): 1128–1133.

Meseguer M, Martínez-Conejero JA, O'Connor JE, Pellicer A, Remohí J, Garrido N. The significance of sperm DNA oxidation in embryo development and reproductive outcome in an oocyte donation program: a new model to study a male infertility prognostic factor. Fertil Steril. 2008; 89(5): 1191-9.

Misell LM, Holochwost D, Boban D, Santi N, Shefi N, Hellerstein MK, Turek PJ. A stable isotope-mass spectrometric method for measuring human spermatogenesis kinetics in vivo. J Urol. 2006; 175(1): 242-6.

Mocevic E, Specht IO, Marott JL, Giwercman A, Jönsson BA, Toft G, Lundh T, Bonde JP. Environmental mercury exposure, semen quality and reproductive hormones in Greenlandic Inuit and European men: a cross-sectional study. Asian J Androl. 2013; 15(1): 97-104.

Mohamed MK, Lee WI, Mottet NK, Burbacher TM. Laser light-scattering study of the toxic effects of methylmercury on sperm motility. J Androl. 1986; 7(1): 11–5.

Moskovtsev SI, Willis J, Mullen JB. Age-related decline in sperm deoxyribonucleic acid integrity in patients evaluated for male infertility. Fertil Steril. 2006; 85(2): 496-9.

Muthusami KR, Chinnaswamy P. Effect of chronic alcoholism on male fertility hormones and semen quality. Fertil Steril. 2005; 84(4): 919–924.

Nadjarzadeh A, Shidfar F, Amirjannati N, Vafa MR, Motevalian SA, Gohari MR, Nazeri Kakhki SA, Akhondi MM, Sadeghi MR. Effect of Coenzyme Q10 supplementation on antioxidant enzymes activity and oxidative stress of seminal plasma: a double-blind randomised clinical trial. Andrologia. 2014; 46(2): 177-83.

Pant N, Pant A, Shukla M, Mathur N, Gupta Y, Saxena D. Environmental and experimental exposure of phthalate esters: the toxicological consequence on human sperm. Hum Exp Toxicol. 2011; 30(6): 507-14.

Plastira K, Msaouel P, Angelopoulou R, Zanioti K, Plastiras A, Pothos A, Bolaris S, Paparisteidis N, Mantas D. The effects of age on DNA fragmentation, chromatin packaging and conventional semen parameters in spermatozoa of oligoasthenoteratozoospermic patients. J Assist Reprod Genet. 2007; 24(10): 437-43.

Robinson L, Gallos ID, Conner SJ, Rajkhowa M, Miller D, Lewis S, Kirkman-Brown J, Coomarasamy A. The effect of sperm DNA fragmentation on miscarriage rates: a systematic review and meta-analysis. Hum Reprod. 2012; 27(10): 2908-17.

Ross C, Morriss A, Khairy M, Khalaf Y, Braude P, Coomarasamy A, El-Toukhy T. A systematic review of the effect of oral antioxidants on male infertility. Reprod Biomed Online. 2010; 20(6): 711-23.

Safarinejad MR, Safarinejad S, Shafiei N, Safarinejad S. Effects of the reduced form of coenzyme Q10 (ubiquinol) on semen parameters in men with idiopathic infertility: a double-blind, placebo controlled, randomized study. J Urol. 2012; 188(2): 526-31.

Sandhu RS, Wong TH, Kling CA, Chohan KR. In vitro effects of coital lubricants and synthetic and natural oils on sperm motility. Fertil Steril. 2014; 101(4): 941-4.

Schmid TE, Eskenazi B, Baumgartner A, Marchetti F, Young S, Weldon R, Anderson D, Wyrobek AJ. The effects of male age on sperm DNA damage in healthy non-smokers. Hum Reprod. 2007; 22(1): 180-7.

Schmid TE, Eskenazi B, Marchetti F, Young S, Weldon RH, Baumgartner A, Anderson D, Wyrobek AJ. Micronutrients intake is associated with improved sperm DNA quality in older men. Fertil Steril. 2012; 98(5): 1130-7.

Showell MG, Brown J, Yazdani A, Stankiewicz MT, Hart RJ. Antioxidants for male subfertility. Cochrane Database of Systematic Reviews (Online) 2011; 11: CD007411.

Siddighi S, Chan CA, Patton WC, Jacobson JD, Chan PJ. Male age and sperm necrosis in assisted reproductive technologies. Urol Int. 2007; 9: 231-4.

Silver EW, Eskenazi B, Evenson DP, Block G, Young S, Wyrobek AJ. Effect of antioxidant intake on sperm chromatin stability in healthy nonsmoking men. J Androl. 2005; 26(4): 550-6.

Singh NP, Muller CH, Berger RE. Effects of age on DNA double-strand breaks and apoptosis in human sperm. Fertil Steril. 2003; 80(6): 1420-30.

Telisman S, Colak B, Pizent A, Jurasović J, Cvitković P. Reproductive toxicity of low-level lead exposure in men. Environ Res. 2007; 105(2): 256-66.

Tiemessen CH, Evers JL, Bots RS. Tight-fitting underwear and sperm quality. Lancet. 1996; 347(9018): 1844-1845.

Wong EW, Cheng CY. Impacts of environmental toxicants on male reproductive dysfunction. Trends Pharmacol Sci. 2011; 32(5): 290-9.

Wu HM, Lin-Tan DT, Wang ML, Huang HY, Lee CL, Wang HS, Soong YK, Lin JL. Lead level in seminal plasma may affect semen quality for men without occupational exposure to lead. Reprod Biol Endocrinol. 2012; 10: 91.

Wyrobek AJ, Aardema M, Eichenlaub-Ritter U, Ferguson L, Marchetti F. Mechanisms and targets involved in maternal and paternal age effects on numerical aneuploidy. Environ Mol Mutagen. 1996; 28(3): 254-64.

Wyrobek AJ, Eskenazi B, Young S, Arnheim N, Tiemann-Boege I, Jabs EW, Glaser RL, Pearson FS, Evenson D. Advancing age has differential effects on DNA damage, chromatin integrity, gene mutations, and aneuploidies in sperm. Proc Natl Acad Sci USA. 2006; 103(25): 9601-6.

Young SS, Eskenazi B, Marchetti FM, Block G, Wyrobek AJ. The association of folate, zinc and antioxidant intake with sperm aneuploidy in healthy non-smoking men. Hum Reprod. 2008; 23(5): 1014-22.

Printed in Great Britain
by Amazon